Alain

Le massage
une détente du corps
et de l'esprit

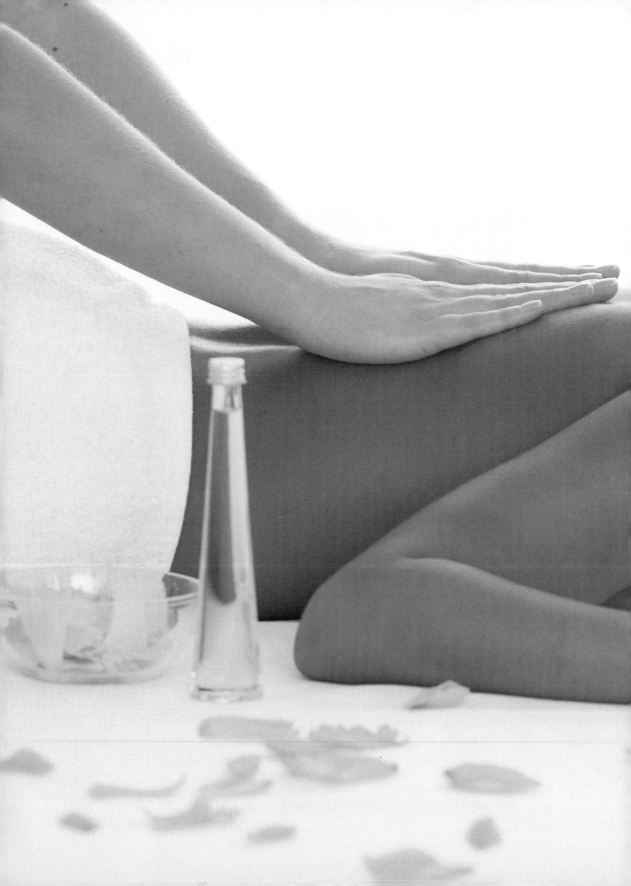

LARRY COSTA

Le massage

une détente du corps
et de l'esprit

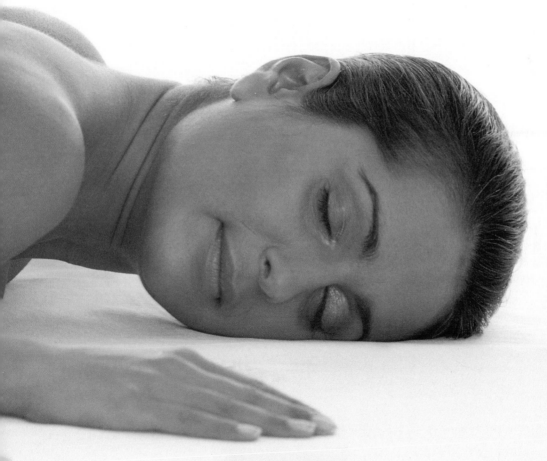

Broquet

97-B, Montée des Bouleaux, Saint-Constant, Qc, Canada, J5A 1A9
Tél. : (450) 638-3338 / Télécopieur : (450) 638-4338
Site Internet : www.broquet.qc.ca / Courriel : info@broquet.qc.ca

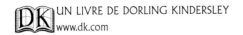UN LIVRE DE DORLING KINDERSLEY
www.dk.com

CATALOGAGE AVANT PUBLICATION DE LA BIBLIOTHÈQUE NATIONALE DU CANADA
Costa, Larry

Le massage : une détente du corps et de l'esprit

Traduction de : Massage : mind and body.
Comprend un index.
ISBN 2-89000-641-7
1. Massage. 2. Massothérapie 3. Automassage. I. Titre.

RM721.C6714 2004   615.8'22   C2003-942226-7

Pour l'aide à la réalisation de son programme éditorial, l'éditeur remercie :
Le Gouvernement du Canada par l'entremise du Programme d'Aide au Développement de l'Industrie de l'Édition (PADIÉ) ;
La Société de Développement des Entreprises Culturelles (SODEC) ;
L'Association pour l'Exportation du Livre Canadien (AELC).
Le Gouvernement du Québec - Programme de crédit d'impôt pour l'édition de livres - Gestion SODEC.

Rédactrice : Nasim Mawji
Directrice artistique : Miranda Harvey
Assistante éditoriale : Penny Warren
Assistance artistique : Sarah Rock
Directrice éditoriale : Stephanie Farrow

Directrice de la collection : Mary-Clare Jerram
Assistante artistique : Carole Ash
Conception, DTP : Sonia Charbonnier
Contrôleur éditorial : Rita Sinha

Titre original : *Massage – mind and body*

Publié pour la première fois en Grande-Bretagne
en 2003 par Dorling Kindersley Limited
80, The Strand, Londres WC2R ORL

Traduit de l'anglais par Claire Fontaine et Yves Feugeas

Pour le Québec :
Broquet Inc.
Copyright © Ottawa 2004
Dépôt légal - Bibliothèque nationale du Québec
1er trimestre 2004

Imprimé et relié par Printer Portuguesa, Portugal

ISBN : 2-89000-641-7

SOMMAIRE

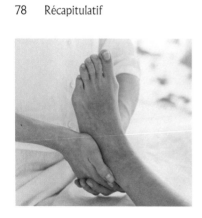
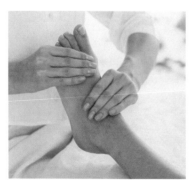
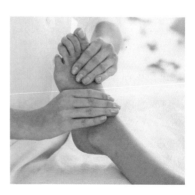

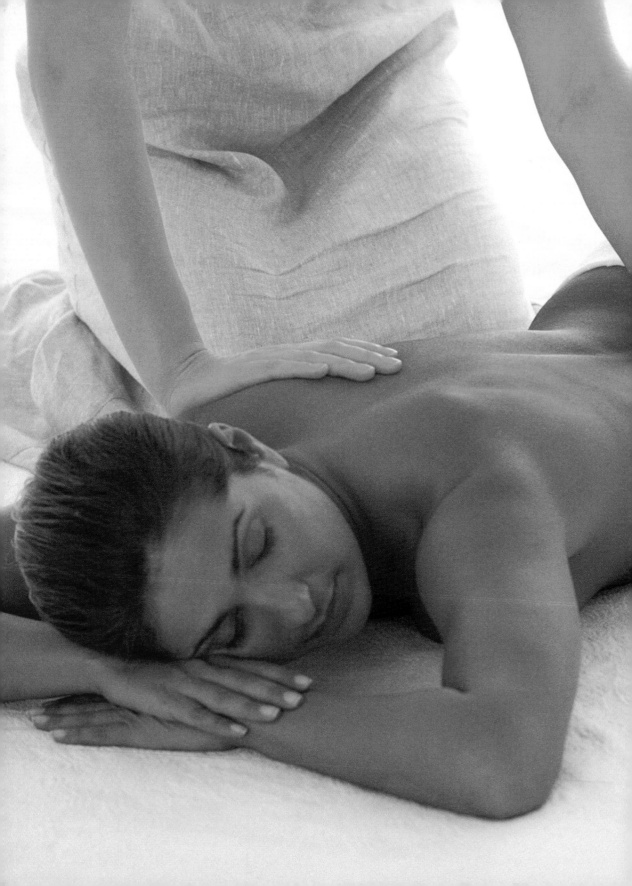

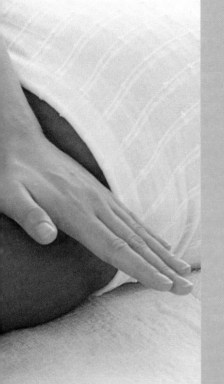

QU'EST-CE QUE LE MASSAGE ?

Nous avons tous, un jour ou l'autre, ressenti le bienfait d'une caresse ou d'une petite tape dans le dos. Le massage n'est rien d'autre que la prolongation d'un contact physique de ce genre.

Ce livre permet d'apprendre comment les massages et certains mouvements peuvent détendre, relaxer, soulager, embellir, adoucir et même transmettre de l'affection.

Il peut y avoir autant de gratification à donner un massage qu'à le recevoir, c'est ce que vous allez découvrir.

DÉFINITION DU MASSAGE

Quand nous nous faisons mal, la réaction la plus naturelle est de frotter pour soulager la douleur. Instinctivement, nous savons que le toucher a le pouvoir de soigner. Le massage nous apprend comment nous servir du toucher à des fins thérapeutiques, pour détendre, apaiser le corps et l'esprit. De nos jours, les problèmes de santé sont souvent liés au stress, c'est pourquoi le massage peut être très efficace pour améliorer notre bien-être.

Le massage a longtemps été considéré comme un luxe dont on pouvait se passer. Aujourd'hui, on reconnaît qu'il est un des moyens les plus efficaces pour combattre le stress et pour détendre, mais on reconnaît également ses nombreux bienfaits tant physiques que mentaux : élimination des toxines, soulagement des douleurs musculaires, assouplissement, traitement des douleurs chroniques, diminution des tensions à la tête, activation du système immunitaire, rétablissement d'un sommeil récupérateur et développement de la concentration.

COMMENT FONCTIONNE LE MASSAGE ?

Le corps humain est composé de différents systèmes : musculaire, nerveux, lymphatique, cardiovasculaire, digestif et osseux. Directement ou indirectement le massage intéresse chacun de ces systèmes. Après un massage, vous devez sentir vos muscles détendus, vos sens plus alertes, l'équilibre de votre squelette rétabli, votre système lymphatique purifié, votre circulation améliorée et votre système digestif fonctionner sans difficultés. (Un massage peut améliorer des problèmes comme la constipation.)

Le premier effet notable d'un massage est la légère rougeur de la peau de la zone massée — c'est l'indication de l'afflux sanguin. Une meilleure circulation du sang soulage de nombreuses douleurs musculaires. Quand un muscle est tendu, raidi sous l'effet du stress ou d'une blessure, il se contracte. Cette contraction comprime et réduit la circulation du sang dans le muscle. Les fibres musculaires asséchées adhèrent les unes aux autres, un peu comme des spaghettis que l'on servirait sans sauce. Dans les cas plus graves, déchets et toxines s'amoncellent dans les fibres musculaires et développent des points de tensions ou des « nœuds », qui ressemblent à des cailloux durs logés au plus profond du muscle. Si ce n'est pas traité, le corps risque de confondre ces nœuds avec des os et y former des dépôts calciques qui peuvent être très douloureux.

Quand vous massez un muscle contracté ou tendu, le flux sanguin augmente et favorise la séparation des fibres musculaires. Pensez à la sauce que l'on met dans les spaghettis. Toxines et déchets sont alors chassés des cellules et éliminés dans les urines, les selles ou la sueur.

Quand un ensemble d'organes est affecté, les autres systèmes souffrent. La tension, la contraction des muscles entraînent un déplacement des os et ont un effet sur le système osseux, provoquant une augmentation de la douleur et une réduction de la mobilité.

Le massage détend, mais en permettant aussi l'étirement des muscles, il remet le squelette en place. Après un bon massage, la personne se sent souvent plus droite et plus grande. Les effets bénéfiques du massage entraînent inévitablement une amélioration de l'état mental. Le niveau d'anxiété baisse et les gens dorment mieux. Une personne bien reposée souffre moins d'épuisement et de fatigue, elle est moins sensible au stress. La capacité de concentration augmente, et les maux de tête dus aux tensions disparaissent.

LE SYSTÈME MUSCULAIRE

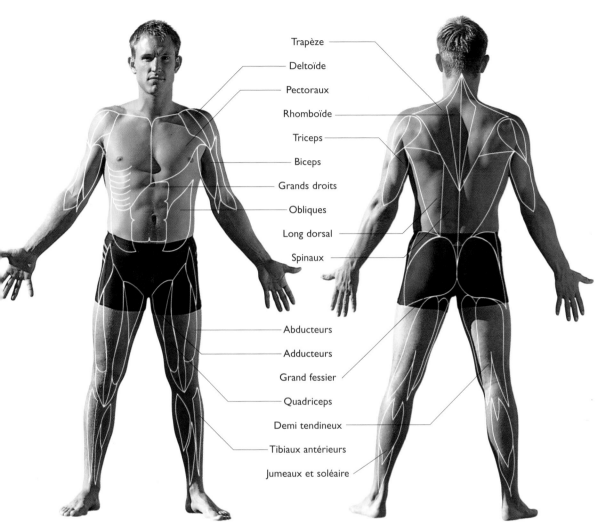

Trapèze

Deltoïde

Pectoraux

Rhomboïde

Triceps

Biceps

Grands droits

Obliques

Long dorsal

Spinaux

Abducteurs

Adducteurs

Grand fessier

Quadriceps

Demi tendineux

Tibiaux antérieurs

Jumeaux et soléaire

Sur la face antérieure du corps, une faiblesse des abdominaux est souvent une cause première des douleurs du bas du dos. Des pectoraux hypertendus pour porter de lourdes charges entraînent des douleurs aux épaules. Les coureurs souffrent souvent de douleurs dans les cuisses.

Sur la face postérieure du corps, les tensions dans les muscles du cou sont cause de maux de tête. Les gens qui conduisent sur de longues distances et les femmes qui portent des talons hauts ressentent souvent des douleurs dans les mollets.

LES MUSCLES

Le massage est une manipulation des tissus musculaires du corps. Un bon masseur doit savoir comment sont structurés les différents muscles. Un massage peut sembler incomplet si vous ne touchez qu'une partie du muscle. Par un simple toucher, on apprend beaucoup sur la santé des muscles et sur l'état des fibres musculaires.

Plus vos mains deviendront sensibles, plus vous vous rendrez compte que les muscles en bonne santé semblent élastiques, alors qu'un muscle tendu est plus dur et plus dense au toucher. Au fur et à mesure de votre pratique, vous deviendrez capable de sentir les muscles répondre à votre toucher.

PRÉPARATION AU MASSAGE

Tout ce dont vous avez réellement besoin pour faire un massage, c'est de vos deux mains. Mais pour apaiser des muscles douloureux ou pour soulager des muscles tendus, la pertinence dans le choix de l'huile ou de la lotion améliore l'efficacité du traitement. Essayez de choisir des huiles en fonction de leurs applications thérapeutiques et prenez le temps de créer un environnement qui invite à la détente en réglant les lumières, la température et en prenant soin du confort du patient.

ÉLÉMENTS POUR LE MASSAGE

HUILES DE BASE : Mes huiles préférées sont celles d'amandes douces, de pépins de raisin, de tournesol, toutes pressées à froid. Elles sont légères et faciles d'emploi, mais vous pouvez aussi utiliser des huiles de germe de blé ou de jojoba et ajouter des huiles essentielles. L'huile d'olive bonne pour le massage des pieds, peut être utilisée pour d'autres parties du corps, sauf pour le visage car elle a tendance à boucher les pores.

Un massage complet nécessite 20 ml d'huile ; le dos ou le cou et les épaules, 5 ml ; le visage, 1 ou 2 gouttes.

LOTIONS : Les lotions de massage prêtes à l'emploi contiennent des huiles trop grasses, c'est pourquoi je préfère mes propres huiles. Prenez une lotion légère sans parfum et sans colorant et ajoutez quelques gouttes d'une huile essentielle de votre choix sur la paume de vos mains avant d'entamer le massage. La lotion s'évaporant plus vite, il faut en appliquer plus souvent qu'avec l'huile pendant le massage.

HUILES ESSENTIELLES : Ces extraits hautement concentrés de plantes doivent être ajoutés à l'huile de base ou à la lotion. Ne pas les appliquer directement sur la peau. Versez 2 à 5 gouttes d'huile essentielle dans 10 ml (2 cuillères à café) d'huile de base ou de lotion.

INGRÉDIENTS NATURELS : Les fruits frais (papayes, kiwis, ananas, fraises, bananes, mangues…) sont de grands hydratants naturels. Ils contiennent aussi des enzymes qui détruisent les cellules mortes, gomment et rajeunissent la peau. Un traitement très efficace consiste en un massage au melon d'hiver d'Asie — frais et écrasé — qui nourrit la peau et la laisse douce comme la soie. Pour un massage aux fruits, comptez environ 3 parts de purée de fruit pour 1 part d'huile. Les fruits font également d'excellents enveloppements. Pour un gommage naturel, essayez du gingembre frais râpé, du sel de mer, de l'avoine, des graines de pavot, des coques de noix broyées et même des grains de café grossièrement moulus, mélangés avec une quantité d'huile suffisante pour lier les ingrédients.

Huiles et lotions sont recommandées pour les massages. Vous pouvez aussi utiliser des ingrédients comme des purées de fruits ou d'avoine qui nourrissent la peau et peuvent servir pour des enveloppements ou des gommages.

CHOIX D'HUILES ESSENTIELLES

Le tableau ci-dessous présente mes huiles essentielles préférées. Prenez connaissance des effets d'une huile avant de l'employer pour un traitement. Gardez-les à distance des yeux et ne les utilisez jamais en voie interne.

	Huile essentielle	Propriété thérapeutique	Précaution
	Orange *Citrus aurantium*	Calmant, sédatif	Peut augmenter la sensibilité de la peau au soleil
	Citron *Citrus limonum*	Bactéricide, anti-inflammatoire, calmant	Peut augmenter la sensibilité de la peau au soleil
	Eucalyptus *Eucalyptus globulus*	Bactéricide, apaise les douleurs, décongestionnant	
	Lavande *Lavandula augustifolia*	Anti-inflammatoire, décongestionnant, calmant, sédatif, anti-dépresseur	
	Menthe poivrée *Mentha piperita*	Anti-inflammatoire, décongestionnant, soulage les douleurs, tonifiant	Éviter pendant la grossesse
	Rose, *Rosa x centifolia/* *Rosa x damascena*	Calmant, tonifie la peau, sédatif	
	Romarin *Rosmarinus officinalis*	Anti-inflammatoire, décongestionnant, soulage les douleurs, tonifie	Éviter pendant la grossesse ou en cas d'hypertension ou d'épilepsie
	Sauge sclarée *Salvia sclarea*	Bactéricide, décongestionnant, calmant, anti-dépresseur	Éviter pendant la grossesse

INSTALLATION

Il n'y a rien de mieux qu'une table de massage professionnelle pour donner un massage. Chez vous, vous pouvez improviser une table de massage en vous servant d'un matelas futon ou de plusieurs couvertures entassées l'une sur l'autre. Il suffit de créer une surface ferme et rembourrée qui permet de s'allonger. Les lits, en particulier les lits mous absorbent la pression des gestes de massage, ce qui gêne souvent le travail du masseur.

Quand la personne est allongée sur le ventre, placez une serviette enroulée ou un oreiller sous les chevilles afin d'éviter les crampes et réduire la pression sur les genoux quand on masse les jambes. Les femmes apprécient généralement le même soutien sous les clavicules et le thorax. La meilleure position des bras est le long du corps mais certaines personnes préfèrent avoir les bras repliés sous la tête. Il est important pour les patients de rectifier leur posture pendant le déroulement du massage. Quand ils sont allongés sur le dos, on favorise la détente en plaçant un coussin sous les genoux, ce qui les repose et leur évite de se bloquer. On peut aussi placer une serviette enroulée sous la nuque afin de maintenir le corps droit.

La température du corps baisse pendant un massage, aussi il est bon de maintenir dans la pièce une chaleur au-dessus de la normale. Si la pièce est froide ou avec des courants d'air, la personne risque d'être tendue. Couvrez avec une serviette ou une couverture les zones que vous ne travaillez pas et veillez à ce que votre client ait bien chaud.

CRÉER UNE AMBIANCE

On peut donner un massage n'importe où et à n'importe quel moment, mais en prenant un peu de temps pour préparer la pièce et créer une ambiance, vous apporterez de la qualité.

Baissez les lumières, évitez les éclairages forts et violents qui peuvent gêner la personne allongée sur le dos. Les bougies créent une luminosité douce et subtile. Le linge et les draps doivent être propres et repassés pour être confortables. Choisissez si possible de beaux tissus comme le velours ou la soie. Effeuillez quelques fleurs fraîches sur la zone de massage. Vous pouvez souhaiter ajouter une ou deux gouttes d'huiles essentielles dans un diffuseur mais prenez garde à ne pas le surdoser, et ne vous servez pas de parfums artificiels, les odeurs lourdes sont écœurantes et désagréables.

Enfin, la musique doit être douce, évitez les voix car cela peut distraire et perturber. L'atmosphère créée doit être celle d'un havre de paix et de quiétude dans une pièce libérée de tout désordre, préoccupations ou soucis.

préparez des couvertures en surplus pour couvrir la personne si besoin est

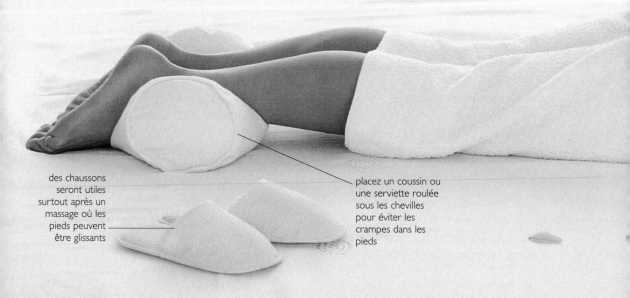

des chaussons seront utiles surtout après un massage où les pieds peuvent être glissants

placez un coussin ou une serviette roulée sous les chevilles pour éviter les crampes dans les pieds

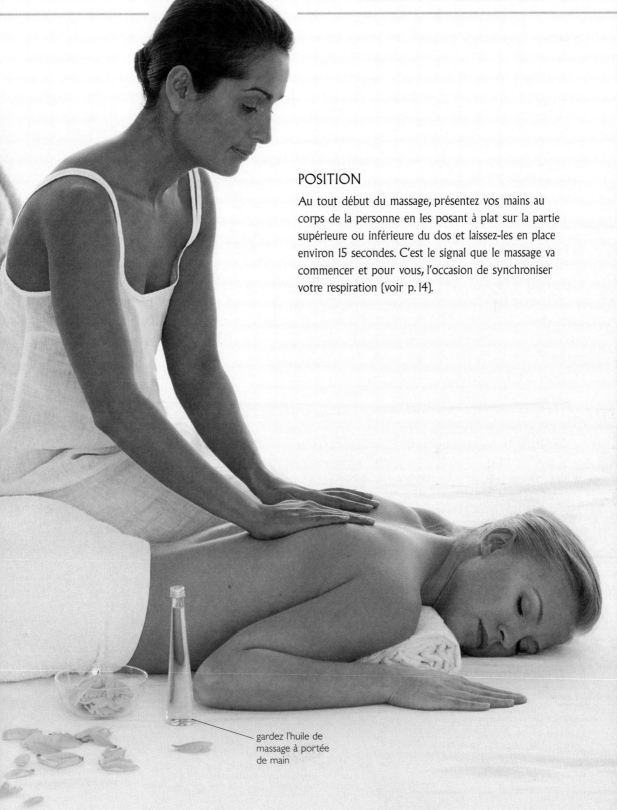

POSITION

Au tout début du massage, présentez vos mains au corps de la personne en les posant à plat sur la partie supérieure ou inférieure du dos et laissez-les en place environ 15 secondes. C'est le signal que le massage va commencer et pour vous, l'occasion de synchroniser votre respiration (voir p. 14).

gardez l'huile de massage à portée de main

APPLICATION DE L'HUILE

Versez un peu d'huile sur la paume de votre main plutôt que directement sur le corps de la personne et frottez vos mains l'une contre l'autre pour les enduire et réchauffer l'huile. Utilisez suffisamment d'huile pour couvrir d'un film léger la zone qui va être massée. Les mains doivent glisser avec facilité sur la peau et ne pas créer de nappe huileuse.

RESPIRATION

Avant de commencer le massage, placez les mains à plat sur le dos de la personne et maintenez-les ainsi quelques secondes. Demandez-lui d'inspirer par le nez et d'expirer par la bouche en même temps que vous. En accordant votre attention aux mouvements respiratoires, vous allez trouver le rythme du massage. Un bon masseur adapte ses gestes pour qu'ils s'accordent avec la respiration du patient, un effleurement commence à l'inspiration de ce dernier et s'achève à la fin de son expiration.

PRESSION

Commencez un massage par des effleurements doux pour réchauffer les muscles, les préparer à un travail plus profond et augmenter la circulation sanguine dans la zone. Le simple toucher a un effet thérapeutique — inutile de saisir le muscle ou de le contraindre à se soumettre. Commencez avec une grande douceur et quand le muscle est prêt, augmentez progressivement la pression. Surveillez la réaction du patient : si vous remarquez une grimace ou un mouvement de la main ou si vous sentez un muscle se tendre, diminuez la pression. Dès que vous avez compris comment les muscles répondent à votre toucher, il devient plus facile d'évaluer la bonne pression. Dans les traitements décrits dans ce livre je donne des indications sur la pression à appliquer. Cela peut varier d'un effleurement léger, semblable à un doux pinceau sur la peau, à une pression profonde qui vous demande d'y mettre tout le poids du corps.

MAINTIEN DE LA FLUIDITÉ

Rappelez-vous qu'au cours d'un massage chaque mouvement est lié à l'autre sans à-coups, dans un rythme fluide. Relever les mains du corps est perturbant pour la personne massée et rompt la fluidité. Maintenez le contact en gardant toujours une main sur le corps même quand vous allez d'une partie à une autre (voir ci-dessous). Cela lui permet de se détendre sans avoir à anticiper votre prochain geste.

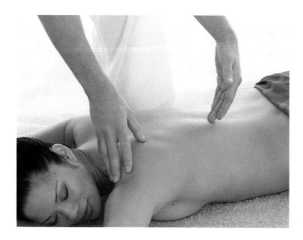

1 En allant de l'épaule à la partie latérale du torse, la main droite maintient un léger contact avec l'épaule tandis que la main gauche descend sur le dos.

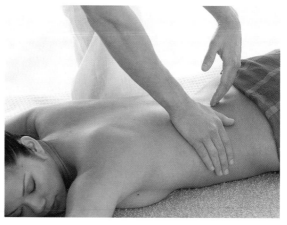

2 La main droite glisse ensuite vers le bas et rencontre la main gauche à la partie inférieure du torse et commence le massage de cette zone.

EXERCICES POUR LES MAINS

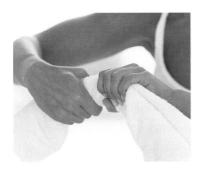 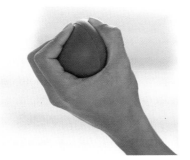 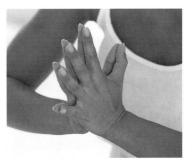

Tordre une serviette. Face à vous, tenez une serviette roulée et faites l'exercice en l'enroulant, la tordant d'avant en arrière. Répétez 10 fois. Cela renforce les poignets et les avant-bras, régions fatiguées par de longs ou profonds massages.

Serrer une balle. Prenez une balle en caoutchouc ou de squash et pressez-la dans votre main puis relâchez. Répétez 10 fois pour chaque main. Cet exercice renforce les muscles de la paume, la face postérieure de la main et les doigts.

Étirer les doigts. Tenez vos mains face à vous, à hauteur de la poitrine, doigts et paumes joints. Abaissez les mains pour étirer les poignets et les doigts et ainsi stimuler la circulation sanguine aux poignets. Répétez 10 fois. Cela améliore la souplesse qu'exige le massage.

LES MAINS DU MASSEUR

Il se peut que vous sentiez mains, poignets et même les avant-bras se fatiguer, si vous faites de longs et très **profonds** massages. Maintenir vos mains solides et souples vous aide à garder un rythme régulier pendant le massage. Des mains fortes permettent de contrôler le rythme lent ou rapide de vos effleurements et de garder une pression constante. Les exercices pour les mains non seulement permettent d'augmenter votre capacité mais aussi de prévenir la tension, la fatigue ou parfois la blessure des mains et des poignets. Essayez de faire les exercices décrits ci-dessus.

Massez toujours avec des mains propres et prenez soin de vos ongles qui doivent être courts sinon vous risquez de griffer. Ceci est particulièrement important quand il s'agit d'un massage du visage.

On se sert des mains et parfois des avant-bras pour masser mais n'utilisez pas d'autres parties du corps. Par exemple évitez d'exercer une pression avec le genou ou l'épaule, car vous ne sentiriez pas la réponse du muscle et vous auriez de fortes chances de faire mal ou d'endommager un tissu.

ÉTAT D'ESPRIT DU MASSEUR

Je crois que pendant le massage il y a échange d'énergie entre le masseur et celui qui reçoit le massage. Si vous êtes tendu, pressé ou distrait, la personne le sentira à travers vos mains et votre toucher. Avant de commencer, faites l'exercice de synchronisation de la respiration (Voir Respiration à gauche) ce qui facilitera la mise en accord avec la personne massée.

QUAND NE PAS MASSER

Le massage est à éviter sur une peau blessée ou souffrant d'une éruption ou d'une inflammation. Les autres régions saines du corps peuvent être massées.

Il est généralement déconseillé de masser une personne qui présente un de ces symptômes : forte fièvre, hypertension, maladie contagieuse, cancer. Soyez extrêmement prudent quand vous massez une femme enceinte dans le premier trimestre de sa grossesse : vos effleurements doivent rester légers et doux et éviter le bas du dos et l'abdomen.

POSTURES DE MASSAGE

Quand vous massez quelqu'un, vous devez pouvoir vous déplacer tout autour en adaptant votre position pour atteindre chaque partie du corps et donner à chaque geste son efficacité. Par exemple, quand vous massez le dos, vous agenouiller sur le côté favorise une position d'équilibre et permet de bien contrôler la pression exercée dans le massage lorsque vous devrez vous pencher avec tout le poids du corps. Une posture correcte pendant le massage évite les douleurs du dos, diminue la fatigue des bras et préserve vos forces. Par ailleurs, la personne massée ne ressent que des gestes fluides, bien rythmés et sans à-coups.

AGENOUILLÉ SUR UN GENOU

Servez-vous de cette posture quand vous pratiquez de longs effleurements qui demandent que vous travailliez une région dans son ensemble, par exemple quand vous massez les jambes. Contrôlez la pression d'un effleurement en modifiant le poids de votre corps : penchez-vous en avant pour augmenter l'intensité et revenez sur votre talon pour la diminuer.

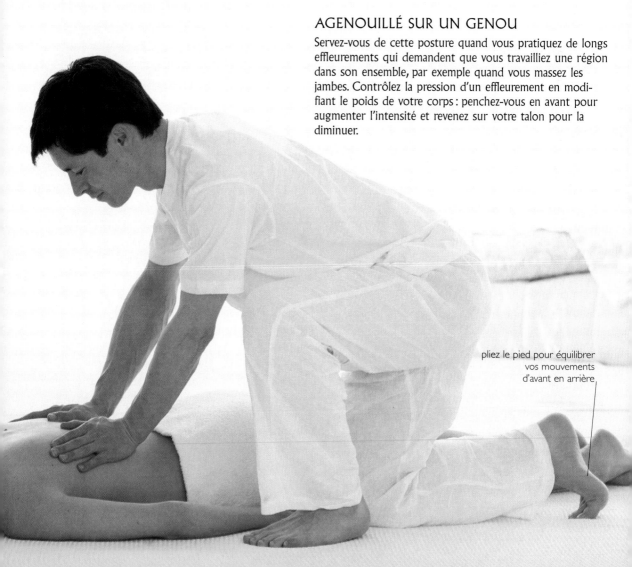

pliez le pied pour équilibrer
vos mouvements
d'avant en arrière

SUR LES DEUX GENOUX

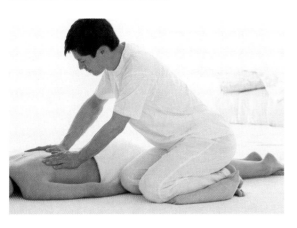

C'est une des postures les plus confortables, surtout si vous mettez un petit coussin ou une serviette roulée sous le devant des tibias, ce qui diminue la pression sous les genoux et les chevilles. Asseyez-vous sur les talons ou redressez-vous pour vous pencher en avant.

EN TAILLEUR

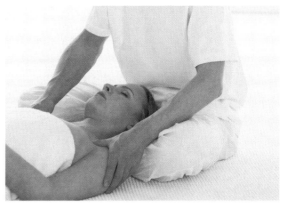

S'asseoir en tailleur crée un support confortable pour la tête ou les pieds car les mollets servent de coussin. Choisissez cette position pour les massages du visage, de la tête ou des pieds où vous êtes concentré sur une seule zone.

EN AMAZONE

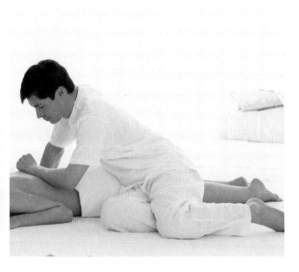

Si vous effectuez un long massage sur une seule zone, essayez de vous asseoir sur le côté de la personne que vous massez, en amazone. Choisissez cette position pour des effleurements qui demandent une pression légère. Utilisez-la également pour soulager la pression sur vos genoux, chevilles et pieds.

À CALIFOURCHON

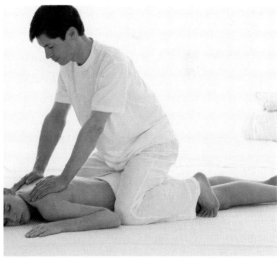

Cette posture permet le maximum de contact entre le masseur et la personne massée. Asseyez-vous sur son postérieur. C'est une bonne position pour les massages du dos, mais seulement si chacun se sent à l'aise, car elle risque, dans certains cas, de sembler déplacée.

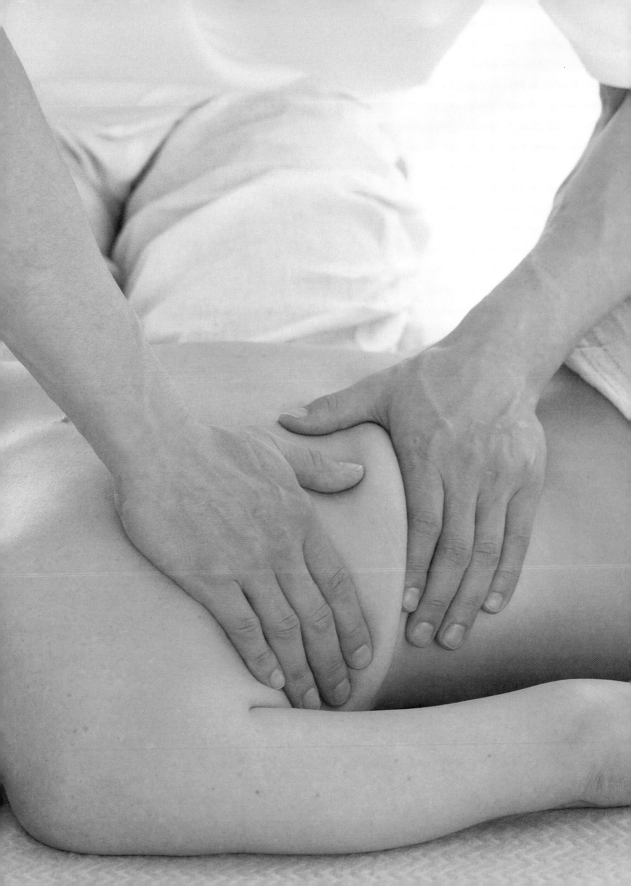

GESTES ESSENTIELS

Les pages suivantes montrent les effleurements de base, les gestes indispensables pour effectuer un massage de l'ensemble du corps, ainsi que de nombreux traitements classiques. Ces techniques offrent une bonne base pour bien masser mais il en existe d'autres. Au fur et à mesure que vous prenez confiance en vous, créez votre répertoire original selon votre expérience. Adaptez et inventez de nouveaux mouvements.

EFFLEUREMENT

C'est la technique qui offre le plus de possibilités : caresser doucement et légèrement a un effet calmant et apaisant, alors qu'en augmentant la pression on pénètre plus profondément dans les muscles et la circulation sanguine s'accélère. Même si vous ne connaissiez que le geste d'effleurement, vous pourriez donner un massage parfait. Servez-vous du geste de l'effleurement pour ralentir le rythme du massage, par exemple quand vous vous déplacez entre deux effleurements rapides. La clé consiste à garder les mouvements paisibles, rythmés et fluides.

gardez les doigts joints et les mains détendues.

assurez-vous que les mains restent pleinement en contact avec le corps.

EFFLEUREMENT LONG ET LÉGER
pour le dos, les jambes et les bras

Placez vos mains l'une contre l'autre avec les doigts joints. Glissez jusqu'à la partie supérieure du corps en maintenant légère mais constante la pression. À la fin du mouvement, descendez les mains à la position de départ et recommencez.

EFFLEUREMENT EN ALTERNANT LES MAINS pour le dos, les jambes et les bras

Posez vos mains comme pour un effleurement long et léger. Faites glisser votre main droite vers le haut du corps en gardant les doigts joints. Puis faites glisser la main gauche vers le haut du corps tandis que la main droite redescend à la position de départ. Recommencez.

EFFLEUREMENT EN FORME DE V, pour le dos, l'abdomen et les cuisses

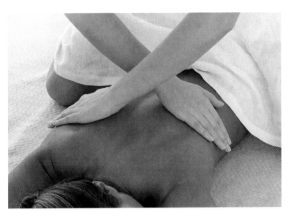

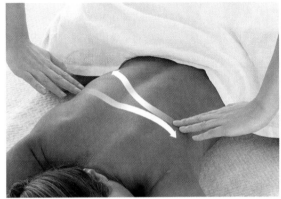

1 Placez la main gauche sur la partie droite du corps et la main droite juste au-dessous sur la partie gauche, de sorte que vos poignets se croisent.

2 Faites glisser vos mains en les séparant puis en les réunissant, en déplaçant la main droite de sorte qu'elle finisse son mouvement au-dessus de la main gauche. Les deux mains forment des V. Recommencez en vous dirigeant vers le haut et en alternant les mains.

EFFLEUREMENT MAIN SUR MAIN
pour le dos, les jambes, les bras et le torse

EFFLEUREMENT EN TOURNANT LES POUCES
pour colonne vertébrale, face interne de l'avant-bras, clavicule

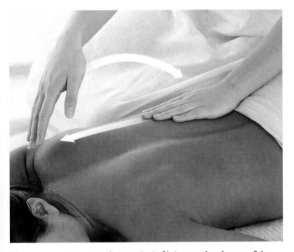

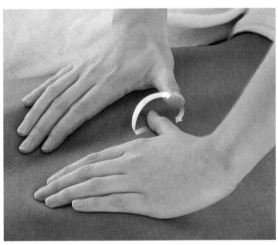

Placez une main sur la partie inférieure du dos et faites-la glisser doucement vers le haut du corps, puis quand vous levez cette main, commencez à faire glisser l'autre de sorte que lorsqu'une main a fini un mouvement, l'autre le commence (voir ci-dessus). Vous pouvez aussi inverser le mouvement et caresser en ramenant la main vers vous quand vous allez de l'autre côté pour travailler la partie latérale du torse.

Placez vos mains l'une contre l'autre sur le corps, les doigts à plat, les pouces se chevauchant. Appuyez avec un pouce puis quand vous le relevez, appuyez avec l'autre. Recommencez en relevant un pouce après l'autre en un mouvement circulaire. Pour travailler une zone étroite et précise, il vaut mieux garder les autres doigts levés.

EFFLEUREMENT LONG ET PROFOND
pour le dos, les jambes et les bras

Commencez dans la même position que pour les effleurements longs et légers avec les mains l'une contre l'autre sur le corps. Glissez vos mains vers l'avant en gardant les paumes et les doigts à plat sur le corps, en maintenant une pression ferme et constante. Comme pour l'effleurement long et léger, restez en contact avec la peau quand, entre deux effleurements, vous ramenez vos mains vers le bas en position de départ.

allongez les bras et penchez-vous en avant pour accroître la pression.

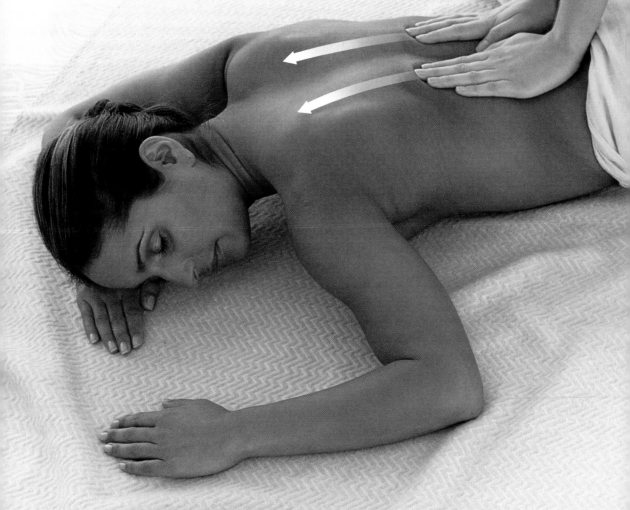

EFFLEUREMENT
AVEC LE TALON DE LA MAIN
pour le dos et les cuisses

Placez le talon de la main au bas de la zone à masser, les doigts levés. Poussez en avant en suivant la direction des fibres musculaires. Utilisez tout le poids du corps, ne poussez pas juste avec la main. Ceci « repasse » le muscle en le frottant contre l'os et en stimulant la circulation sanguine. Relevez la main à la fin de l'effleurement et recommencez. La main qui ne masse pas reste sur la peau pour maintenir le contact. Servez-vous de cette technique pour concentrer la pression sur des zones précises.

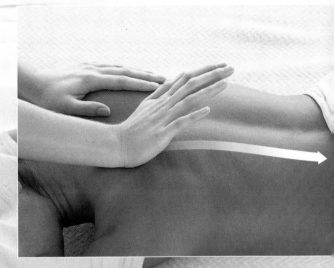

EFFLEUREMENT AVEC LA JOINTURE DES DOIGTS pour le dos, les pieds, les cuisses

GLISSADE DU POUCE
pour le dos, les avant-bras et les tibias

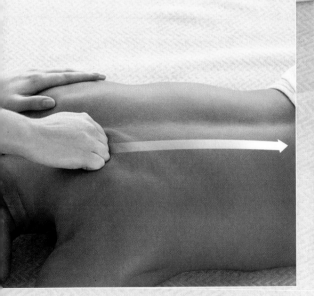

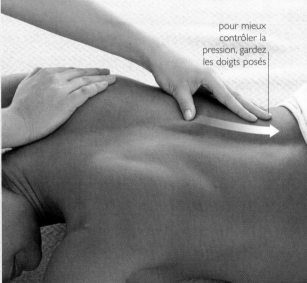

pour mieux contrôler la pression, gardez les doigts posés

Fermez le poing avec souplesse et placez-le sur le corps. Faites glisser vos doigts repliés à l'opposé de vous, en vous penchant pour appliquer une pression ferme et constante. Cette technique pénètre plus profondément dans le muscle que la précédente.

Placez la face latérale du pouce contre le corps. Maintenez la peau tendue avec l'autre main pendant que vous faites glisser le pouce tout en appuyant fermement. En séparant les fibres musculaires, ce mouvement détend les muscles.

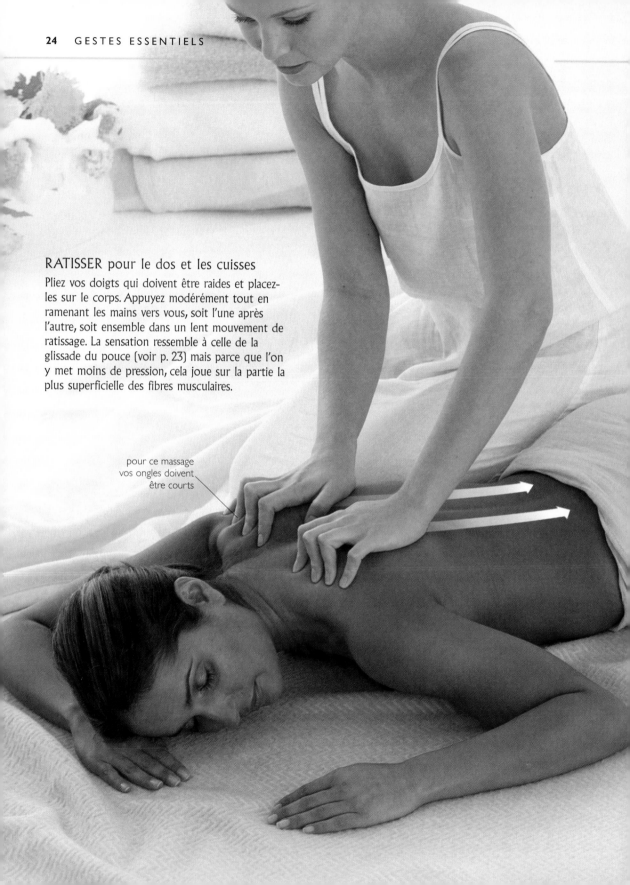

RATISSER pour le dos et les cuisses

Pliez vos doigts qui doivent être raides et placez-
les sur le corps. Appuyez modérément tout en
ramenant les mains vers vous, soit l'une après
l'autre, soit ensemble dans un lent mouvement de
ratissage. La sensation ressemble à celle de la
glissade du pouce (voir p. 23) mais parce que l'on
y met moins de pression, cela joue sur la partie la
plus superficielle des fibres musculaires.

pour ce massage
vos ongles doivent
être courts

ÉPOUSSETER
pour l'ensemble du corps

FIBRES CROISÉES pour les muscles spinaux, les tibias et les avant-bras

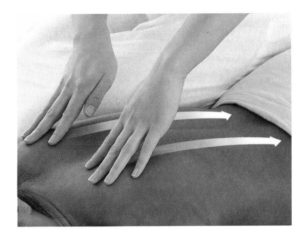

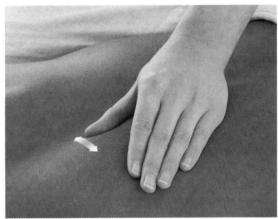

Avec le bout des doigts, effleurez très légèrement dans votre direction, soit avec les deux mains, soit l'une après l'autre. Ce geste stimule en douceur les terminaisons nerveuses sous la peau, il a un effet calmant et relaxant.

Placez votre main sur le corps de façon à ce que votre pouce longe les fibres musculaires. Avec le pouce, faites de petits mouvements en avant et en arrière perpendiculairement aux fibres musculaires en appuyant modérément.

BADIGEONNER pour l'ensemble du corps

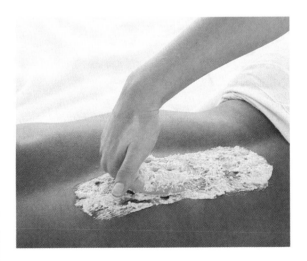

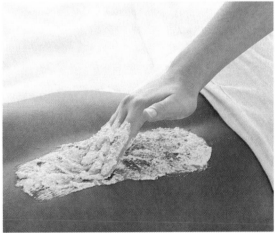

1 Appliquez le gommage ou l'enveloppement avec une main et gardez propre la main libre.

2 Servez-vous de vos doigts comme d'un pinceau en les déplaçant d'arrière en avant pour étaler le produit.

MASSAGE EN ÉVENTAIL

Ce massage apaise et stimule en douceur les terminaisons nerveuses sous la peau de la même manière que l'effleurement long et léger. Pratiquez plusieurs massages en éventail pour masser de larges surfaces. Par exemple, ouvrez les mains en éventail à la fin d'un long effleurement quand vous massez le dos ou les jambes. Pratiquez un massage plus profond en ouvrant en éventail la jointure des doigts pour concentrer le travail sur de petites zones. Alors que l'effleurement en longueur suit la direction des fibres musculaires, les massages en éventail offrent une sensation différente parce que le mouvement est perpendiculaire aux muscles.

APPLICATION DE LA TECHNIQUE

• Allégez la pression sur les zones osseuses, par exemple sur la partie supérieure du dos quand vous effectuez un massage en éventail avec les avant-bras.
• Appuyez avec confiance sur chaque côté du torse, sur les cuisses et les pieds quand vous pratiquez un massage avec les doigts ou les jointures des doigts en éventail, ces zones ont tendance à chatouiller.

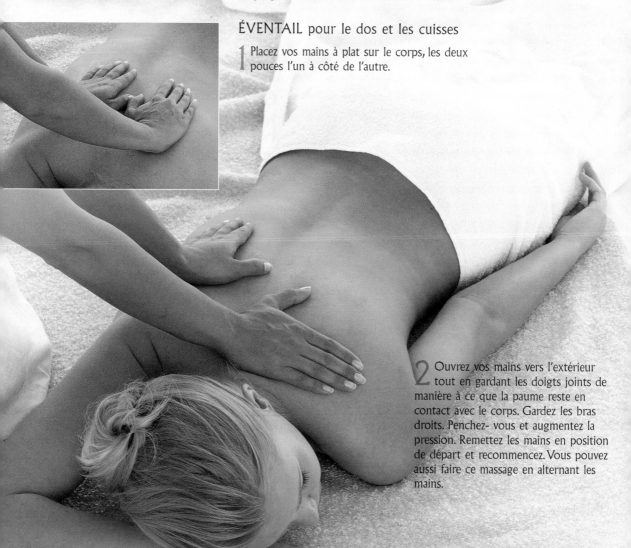

ÉVENTAIL pour le dos et les cuisses

1 Placez vos mains à plat sur le corps, les deux pouces l'un à côté de l'autre.

2 Ouvrez vos mains vers l'extérieur tout en gardant les doigts joints de manière à ce que la paume reste en contact avec le corps. Gardez les bras droits. Penchez- vous et augmentez la pression. Remettez les mains en position de départ et recommencez. Vous pouvez aussi faire ce massage en alternant les mains.

AVANT-BRAS EN ÉVENTAIL pour le dos et les cuisses

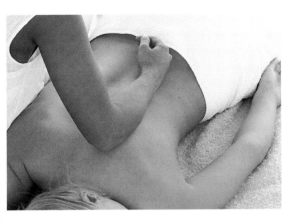

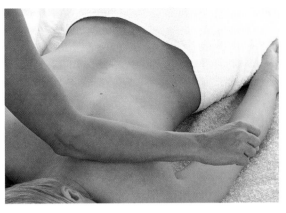

1 Pliez le coude, fermez la main et placez la partie la plus charnue de l'avant-bras (pas la partie antérieure osseuse) contre le corps.

2 Tournez légèrement le poignet vers l'intérieur pour amplifier au maximum le contact muscle à muscle et écartez l'avant-bras en faisant pivoter le coude.

DOIGTS EN ÉVENTAIL
pour le bas du dos
et les cuisses

JOINTURES DES DOIGTS
EN ÉVENTAIL
pour le bas du dos, les pieds,
les fesses, le cou et la face

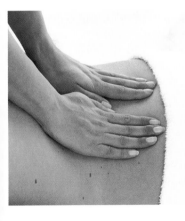

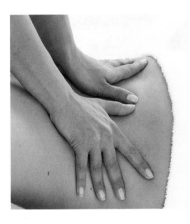

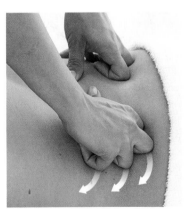

1 Placez vos mains parallèles l'une à l'autre, à plat contre le corps, les pouces se touchant.

2 En dirigeant avec votre petit doigt, ouvrez vers l'extérieur et mettez de la pression dans chacun de vos doigts.

Ramenez vos doigts à l'intérieur de la main et ouvrez en éventail avec vos jointures tout en dirigeant avec le petit doigt.

PÉTRISSAGE

Bien que le pétrissage soit un des massages les plus pratiqués, il est rarement bien conduit. Pétrir, comme soulever la peau, ont pour fonction de comprimer doucement le muscle afin de stimuler un afflux de sang et de lui fournir oxygène et nutriments qui apaisent la douleur et aident à reconstruire le tissu abîmé. Quand vous saisissez la peau, faites-le de manière ferme et confiante et prenez soin de ne pas la pincer, ce qui pourrait être douloureux. Vous pouvez varier le tempo mais vos mouvements doivent rester rythmés.

APPLICATION DE LA TECHNIQUE
• Gardez vos doigts joints pendant que vous effectuez un pétrissage et des soulèvements – des doigts écartés chatouilleront et créeront des tensions.
• Ne vous inquiétez pas si la peau rougit légèrement, ceci indique un afflux de sang.
• **Évitez** de pétrir ou de soulever la peau sur des tissus veineux variqueux. Passez à une autre zone ou massez à côté.

gardez les doigts joints

saisissez la chair avec fermeté

PÉTRISSAGE À DEUX MAINS
pour les zones charnues

1 Agenouillez-vous d'un côté et penchez-vous pour pétrir le côté le plus éloigné de vous. Placez les deux mains à plat sur le corps, coudes relevés, et saisissez une bonne poignée de chair avec votre main gauche.

PÉTRISSAGE À UNE MAIN pour les zones charnues, les jambes et les bras

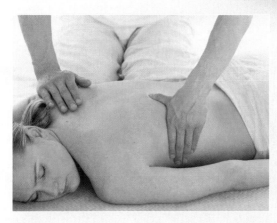 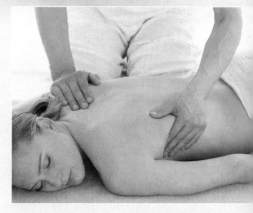

1 Formez un large V avec votre pouce et votre index et placez votre main à plat, doigts joints, contre le corps. Laissez votre autre main sur une partie du corps afin de garder le contact.

2 Saisissez la chair et poussez la d'avant en arrière, en appuyant fermement votre main sur le corps. Gardez vos doigts joints et bien droits.

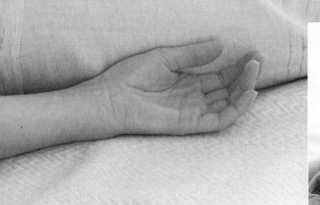 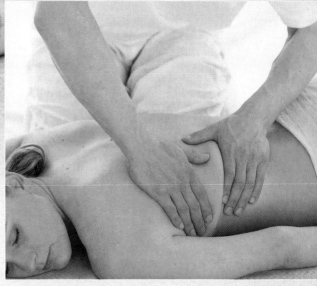

3 Poussez la chair vers votre main droite afin qu'elle puisse la tenir. Recommencez dans la même zone en faisant passer la chair d'arrière en avant, d'une main à l'autre en travaillant un muscle particulier ou en vous déplaçant le long du corps.

PÉTRISSAGE DU BOUT DES DOIGTS pour zones charnues, bas du dos, pieds et mains

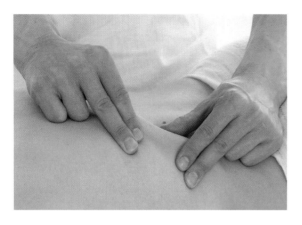

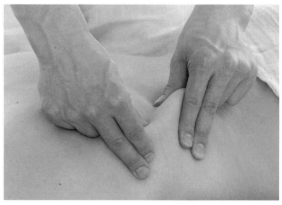

1 Soulevez une petite quantité de chair entre les deux premiers doigts et le pouce de votre main droite et tirez doucement. Si vous gardez les mains légèrement au-dessus du corps vous pourrez contrôler votre pression.

2 Poussez doucement la chair vers votre main gauche, puis lâchez de sorte que votre main droite dans la même position puisse la tenir. Recommencez en faisant passer la chair d'une main à l'autre.

PÉTRISSAGE AU POUCE pour les avant-bras et le bas du dos

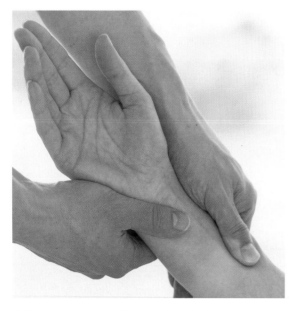

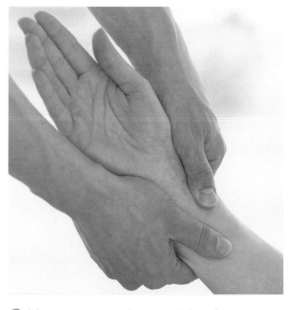

1 Placez votre pouce droit à la base de l'avant-bras et le gauche un peu plus haut. En vous servant de la partie charnue du pouce et de son côté, poussez la chair d'un côté à l'autre.

2 Montez votre main droite sur le bras. Recommencez ce mouvement avec le pouce droit en poussant la chair d'un côté à l'autre, tout en remontant l'avant-bras.

SOULEVER pour les mollets et les biceps

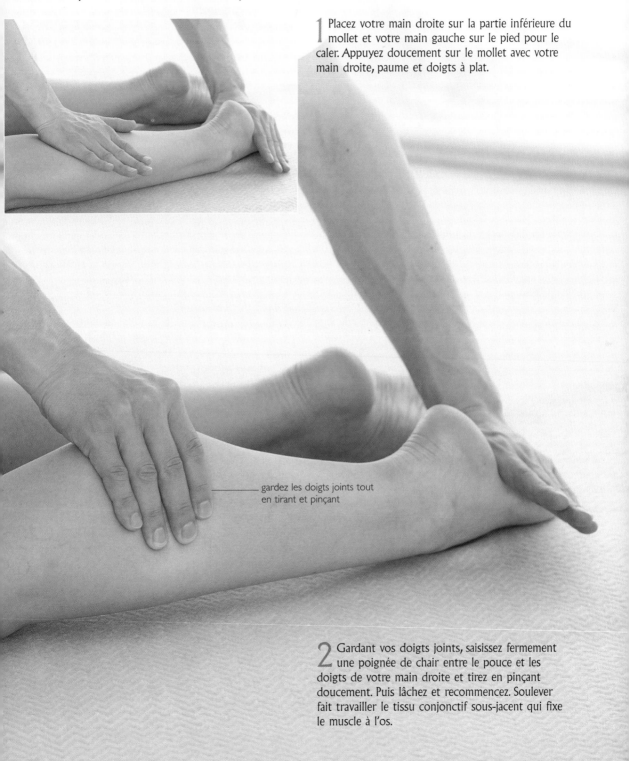

1 Placez votre main droite sur la partie inférieure du mollet et votre main gauche sur le pied pour le caler. Appuyez doucement sur le mollet avec votre main droite, paume et doigts à plat.

gardez les doigts joints tout en tirant et pinçant

2 Gardant vos doigts joints, saisissez fermement une poignée de chair entre le pouce et les doigts de votre main droite et tirez en pinçant doucement. Puis lâchez et recommencez. Soulever fait travailler le tissu conjonctif sous-jacent qui fixe le muscle à l'os.

PRESSION

Une pression peut se concentrer sur une zone étroite, par exemple la pression d'un doigt pour stimuler un point d'acupuncture. Vous pouvez aussi utiliser ces techniques pour des zones plus larges comme le bas du dos, les jambes ou les bras, où l'effet recherché sera d'étirer et de comprimer le muscle en y accélérant le flux sanguin. Quand vous augmentez la pression lors d'un mouvement ou d'un effleurement, demandez toujours à la personne ce qu'elle ressent. Vous pouvez parfois appuyer fermement mais ce ne doit jamais être douloureux.

APPLICATION DE LA TECHNIQUE

• Prenez une quantité suffisante d'huile pour que vos mains puissent glisser pendant les massages qui combinent pression et mouvement comme dans le cas de pression avec le talon de la main (p. opposée) et pouce en tire-bouchon (p. 35).

• **Assurez-vous** de bien localiser le point d'acupuncture avant d'y appliquer une pression graduelle.

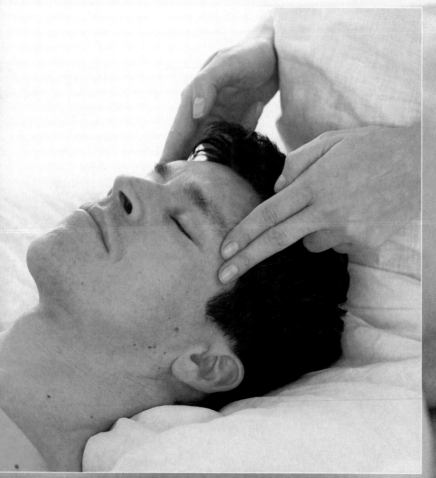

PRESSION AU DOIGT
pour les points d'acupuncture sur l'ensemble du corps

Avec un ou plusieurs doigts, appuyez sur le point en augmentant graduellement la pression, tenez 3 à 4 secondes puis relâchez doucement.

La pression au doigt s'utilise en général pour les tempes ou la base de la nuque quand on veut soulager un mal de tête. Pour une pression plus légère, servez-vous du majeur ou de l'annulaire.

COMPRESSION AVEC LE TALON DE LA MAIN
pour le dos, les jambes, les bras, le cou et les épaules

Placez les talons de vos mains contre le corps.
En gardant vos doigts en l'air et loin
de la peau, penchez-vous en avant et
allongez les bras pour augmenter
la pression. Tenez 3 à 4 secondes
et relâchez lentement.

levez lez doigts
pour concentrer
la pression par le
talon de la main

COMPRESSION À PLEINE MAIN pour le dos, les bras et les jambes

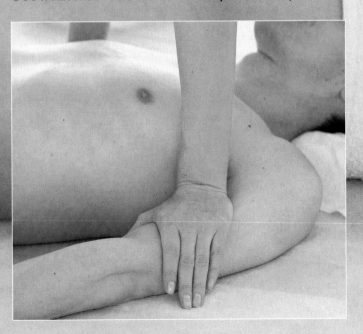

Placez votre main sur le
corps en vous assurant que
vos doigts et votre paume
sont bien en contact.
Appuyez en vous penchant
dans le sens du
mouvement pendant 3 à
4 secondes puis lâchez 3 à
4 secondes. Quand vous
massez une zone large,
veillez à maintenir la
pression avec toute votre
main, de la partie inférieure
de la paume jusqu'au bout
des doigts.

PRESSION AVEC LES JOINTURES DES DOIGTS pour le haut du dos, les cuisses et les mollets

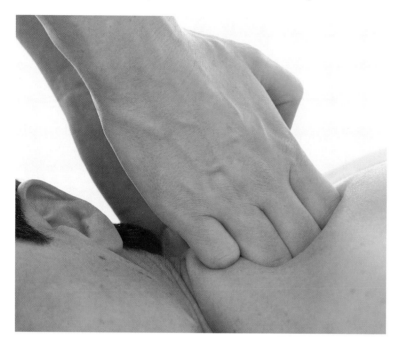

Pliez vos doigts à l'intérieur de la main et placez-les contre le corps en concentrant la pression sur les jointures des doigts du milieu. Appuyez en augmentant graduellement la pression, tenir 3 à 4 secondes puis relâchez doucement. Pour augmenter la pression, transmettez à vos jointures le poids de votre corps en vous penchant et en gardant vos bras bien droits.

PRESSION DU POUCE pour les points d'acupuncture sur l'ensemble du corps

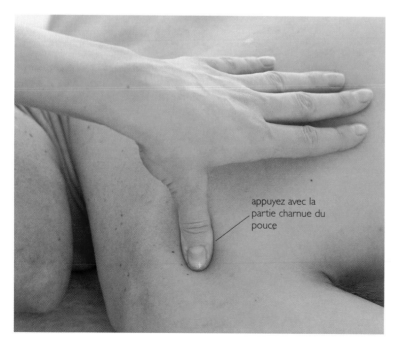

appuyez avec la partie charnue du pouce

Appuyez avec votre pouce pour stimuler les points ou défaire des nœuds de tension que l'on trouve souvent dans le cou, les épaules, le dos et les pieds. Appuyez en augmentant graduellement la pression, tenez 3 à 4 secondes, puis relâchez lentement. Gardez votre main sur le corps pour soutenir le contrôle de la pression.

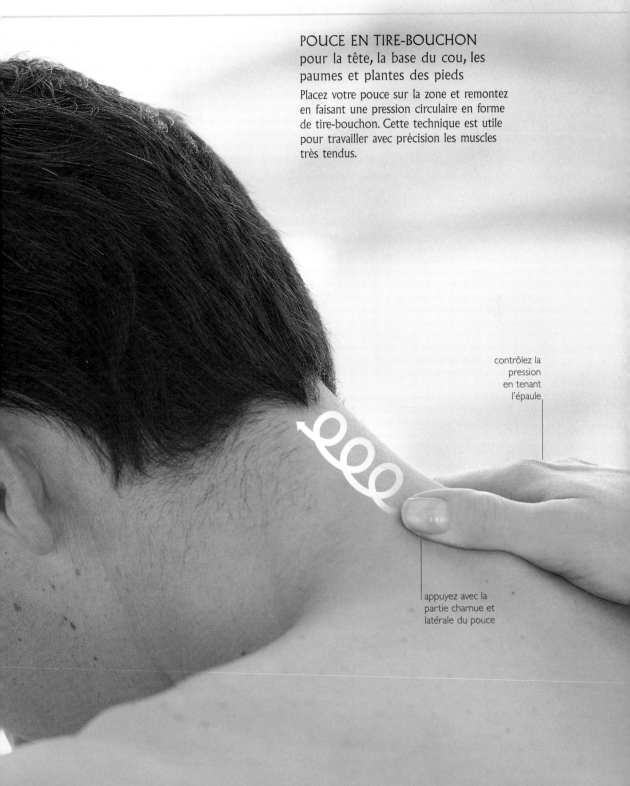

POUCE EN TIRE-BOUCHON
pour la tête, la base du cou, les
paumes et plantes des pieds

Placez votre pouce sur la zone et remontez
en faisant une pression circulaire en forme
de tire-bouchon. Cette technique est utile
pour travailler avec précision les muscles
très tendus.

contrôlez la
pression
en tenant
l'épaule

appuyez avec la
partie charnue et
latérale du pouce

PERCUSSION

Tapoter doucement du bout des doigts, pétrir avec les poignets ou percuter avec le tranchant des mains, stimulent les terminaisons nerveuses sous la peau et ont un effet vivifiant. Tous ces types de massage ainsi que les torsions, les mains en coupe et les tapotements peuvent aider à tonifier les muscles et augmenter la circulation. Servez-vous de ces techniques quand vous avez terminé de masser une zone ou bien à la fin du massage. En général, les percussions sont recommandées pour les zones charnues, à éviter pour les zones osseuses.

APPLICATION DE LA TECHNIQUE
• Gardez vos poignets libres et détendus quand vous faites des percussions.
• Détendez un muscle raidi avec des massages plus doux, avant de commencer à percuter ou pétrir.
• Gardez les mains en coupe quand vous faites ce massage, vous devez entendre un son creux.
• **Ne jamais** pétrir ou percuter la colonne vertébrale ou la zone des reins.

TAPOTER AVEC LES DOIGTS
pour l'ensemble du corps

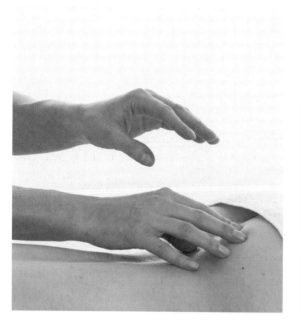

Servez-vous des coussinets de l'extrémité des doigts pour tapoter doucement. Tapez avec tous les doigts simultanément ou tambourinez pour créer une douce vibration qui stimule les terminaisons nerveuses et favorise la circulation. On se sert souvent de ce massage pour le visage en raison de ses effets tonifiants et vivifiants.

PÉTRISSAGE
pour le bas du dos et les fesses

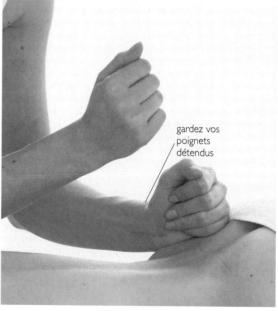

gardez vos poignets détendus

Cette technique se pratique avec des poignets détendus et des poings lâches. Chaque mouvement devrait faire rebondir le corps. Pétrir avec les deux mains en simultané ou en alternance, soit directement sur le corps soit à travers une serviette. Un pétrissage rythmé envoie des vibrations qui résonnent dans toute la zone et intéresse ainsi l'ensemble du muscle.

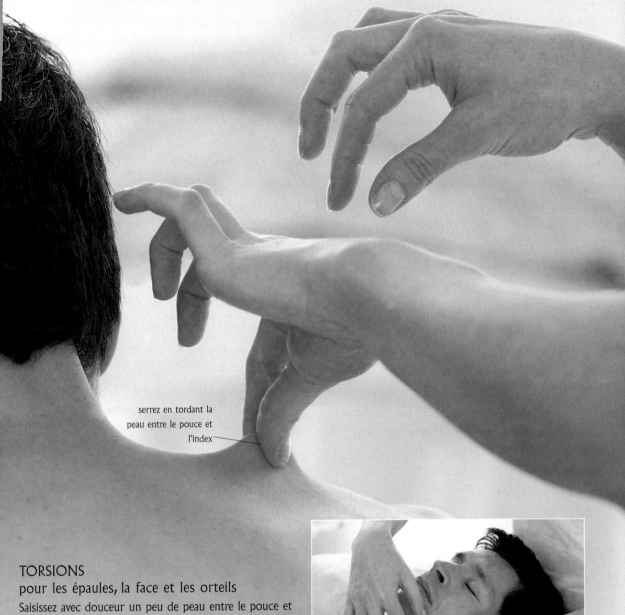

serrez en tordant la
peau entre le pouce et
l'index

TORSIONS
pour les épaules, la face et les orteils

Saisissez avec douceur un peu de peau entre le pouce et
l'index, en prenant soin de ne pas pincer, puis relâchez.
Recommencez avec l'autre main en maintenant un
rythme rapide et régulier. Cette technique s'utilise sur
toutes les tensions musculaires du corps.

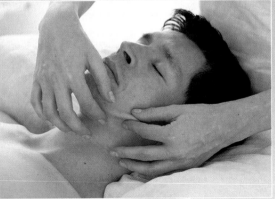

Très doucement mais vivement, faites ce massage sur le
visage, en particulier sur la ligne de la mâchoire, cela
peut tonifier une peau ou des joues tombantes. Prenez
soin de ne pas tirer la peau.

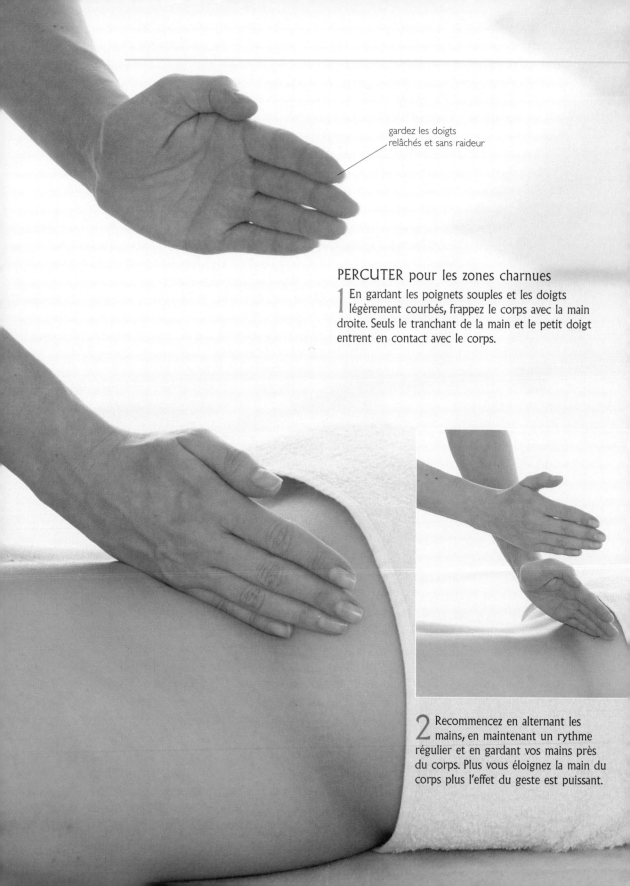

gardez les doigts
relâchés et sans raideur

PERCUTER pour les zones charnues

1 En gardant les poignets souples et les doigts légèrement courbés, frappez le corps avec la main droite. Seuls le tranchant de la main et le petit doigt entrent en contact avec le corps.

2 Recommencez en alternant les mains, en maintenant un rythme régulier et en gardant vos mains près du corps. Plus vous éloignez la main du corps plus l'effet du geste est puissant.

MAINS EN COUPE pour les cuisses, les fesses et les bras

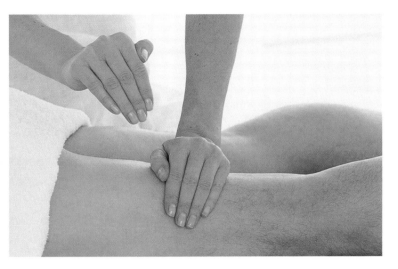

Creusez vos mains et vos doigts comme pour recueillir de l'eau. Tapoter alors la zone soit avec les deux mains soit mains en alternance. Quand vous placez vos mains en coupe sur le corps, l'air retenu au-dessous crée un mouvement d'aspiration lorsque vous relevez la main. Ceci provoque une stimulation du flux sanguin qui circule sous la surface de la peau, favorise l'oxygénation des muscles et l'élimination des toxines.

TAPOTER pour la face et l'ensemble du corps

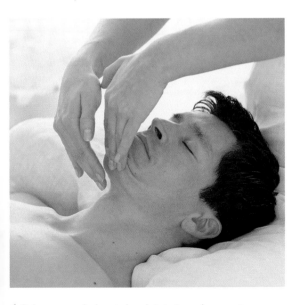

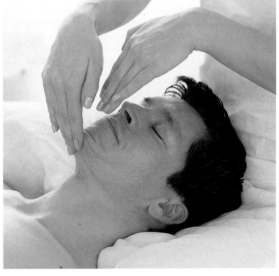

1 Balayez avec le bout des doigts jusqu'au menton en gardant votre poignet détendu et les doigts joints. Gardez une pression légère surtout quand vous travaillez sur le visage.

2 Recommencez les gestes en alternant les mains et en travaillant le long de la ligne de la mâchoire. Cela stimule les terminaisons nerveuses sous la peau, fournissant des sensations agréables de chaleur et de picotement.

FRICTION

Choisissez par exemple, au début du massage, un massage en scie rapide pour stimuler les terminaisons nerveuses à la surface de la peau et pour réchauffer les muscles fatigués, endoloris ou douloureux. Les techniques de friction en croisant les fibres ou les torsions, pénètrent plus profond dans les muscles, augmentent la circulation du sang et favorisent le rejet des toxines. N'utilisez ces méthodes que lorsque les muscles ont été suffisamment réchauffés. Les massages en friction peuvent se faire en longeant les fibres musculaires ou en les croisant.

APPLICATION DE LA TECHNIQUE

• Notez la légère rougeur de la peau quand on répète un massage en friction dans une même zone ; ceci indique un afflux du volume sanguin et provoque des picotements agréables.

• **Prenez soin** de ne pas exagérer. Si vous travaillez une zone, déplacez-vous légèrement puis revenez à la zone travaillée afin de ne pas créer une sensation désagréable de brûlure.

SCIER pour le dos, les pieds et les zones charnues

1 Placez vos mains écartées environ de 2 à 4 cm, paumes face à face. Gardez les doigts et poignets détendus.

2 Frottez vivement le tranchant des mains sur la peau dans un mouvement de scie. Ceci est le massage le plus rapide. Vous noterez une légère rougeur de la peau. Prenez soin de ne pas enfoncer vos doigts dans la peau.

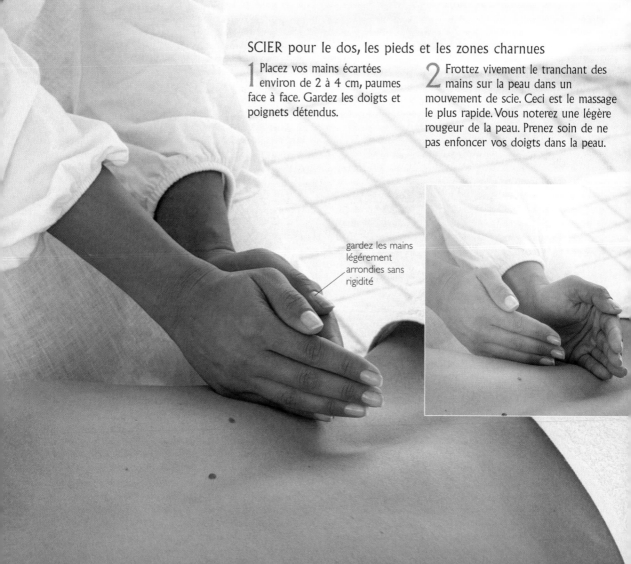

gardez les mains légérement arrondies sans rigidité

FRICTION EN FIBRES CROISÉES pour les mains et les pieds

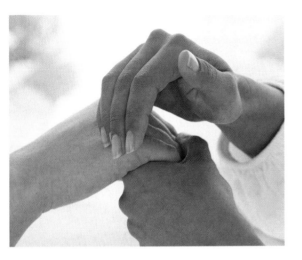

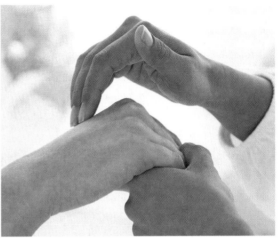

1 Prenez la main de votre client dans votre main légèrement recourbée. Avec les coussinets de vos doigts, frottez le dos de la main. Gardez poignets et doigts détendus.

2 Recommencez en frottant vivement vos doigts d'arrière en avant jusqu'au sommet de la main. Ce mouvement travaille les muscles et les tendons sous-jacents, en séparant les fibres musculaires et en augmentant la circulation sanguine.

TORSION pour les doigts et les orteils

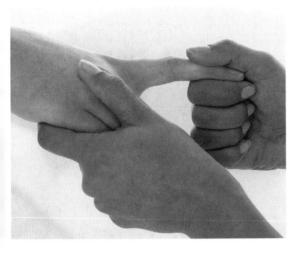

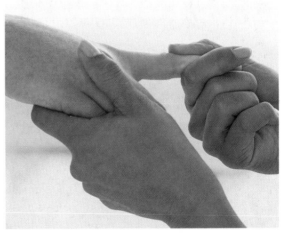

1 Repliez vos doigts à l'intérieur de la main et saisissez les doigts de la personne entre votre pouce et l'articulation de votre index. Doucement mais fermement exercez une pression avec le pouce.

2 Tordez en douceur la peau dans l'une puis l'autre direction, travaillant chaque partie des doigts et du pouce, l'un après l'autre. Cela comprime les muscles contre les os et stimule l'afflux sanguin.

VIBRATION

Il peut s'agir d'un doux balancement de tout le corps ou d'un puissant mouvement de secousse sur une zone précise. Essayez de combiner la vibration avec d'autres massages comme le long effleurement, puis tentez de varier le rythme et la pression pendant le mouvement de vibration. Si vous le faites lentement et en rythme avec une pression légère, la vibration apaisante permet aux tensions de se diffuser. Si vous y mettez plus de pression, la vibration tonifiante favorise le rejet des toxines hors des muscles.

APPLICATION DE LA TECHNIQUE

• N'acceptez pas l'aide du patient quand vous pratiquez ces massages. Parfois, certains veulent balancer leur corps ou vous aider en levant les bras. Veillez à ce que la personne se détende.

• **Évitez** de faire un massage avec la technique de vibration (p. 45) avant un massage fatigant comme le pétrissage. Servez-vous de cette technique pour la fin d'un massage sur une partie du corps.

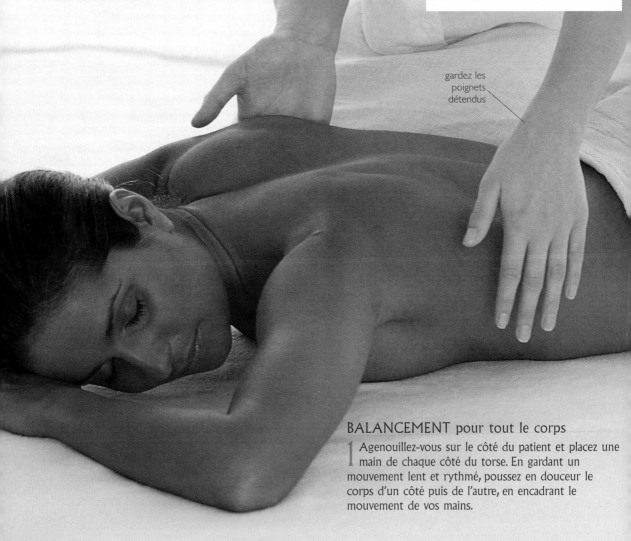

gardez les poignets détendus

BALANCEMENT pour tout le corps

1 Agenouillez-vous sur le côté du patient et placez une main de chaque côté du torse. En gardant un mouvement lent et rythmé, poussez en douceur le corps d'un côté puis de l'autre, en encadrant le mouvement de vos mains.

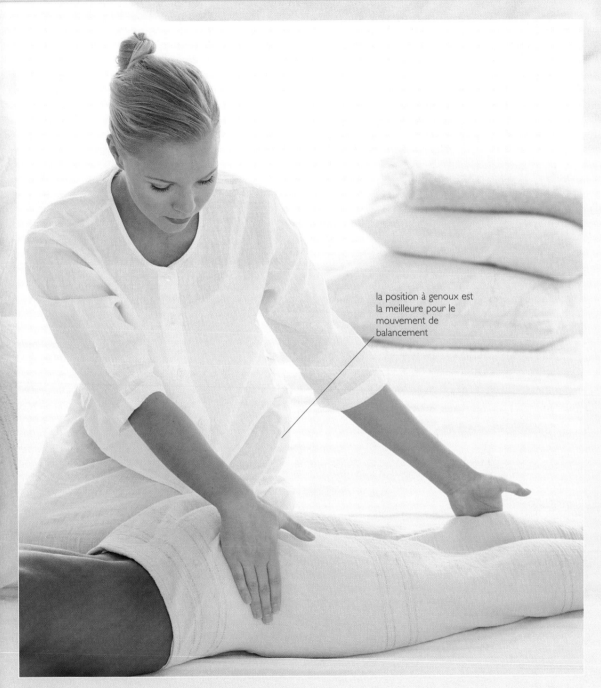

la position à genoux est
la meilleure pour le
mouvement de
balancement

2 Descendez le long du corps en plaçant une main sur la
hanche et l'autre sur la jambe. Continuez à balancer
doucement le corps en le poussant d'une main à l'autre.
Plus la personne se détend, plus le mouvement devient
facile.

ROULER pour les bras et le bas des jambes

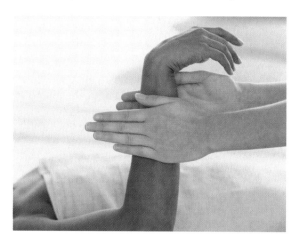

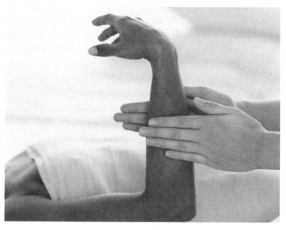

1 Prenez entre vos deux paumes le membre détendu en gardant bien vos doigts joints et droits. Commencez avec une main placée un peu plus haut que l'autre.

2 Exercez une douce pression pour comprimer le muscle contre l'os tout en faisant rouler le membre d'avant en arrière entre vos mains.

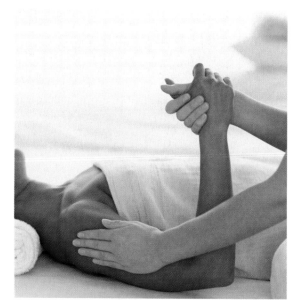

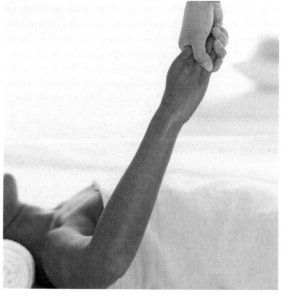

SECOUER pour tout le corps

Servez-vous de cette technique pour repérer les zones de tension. Placez votre main sur une zone et, en exerçant une pression légère, secouez doucement. Si cette partie du corps ne vibre pas et ne bouge pas librement sous votre main, il y a des tensions.

OSCILLER pour les bras et les jambes

Servez-vous de cette technique pour détendre les membres. Saisissez le bras du patient et soulevez-le. Si vous sentez qu'il est léger, il n'est pas détendu. Faites-le doucement osciller d'arrière en avant en remarquant qu'au fur et à mesure qu'il se détend, il s'alourdit.

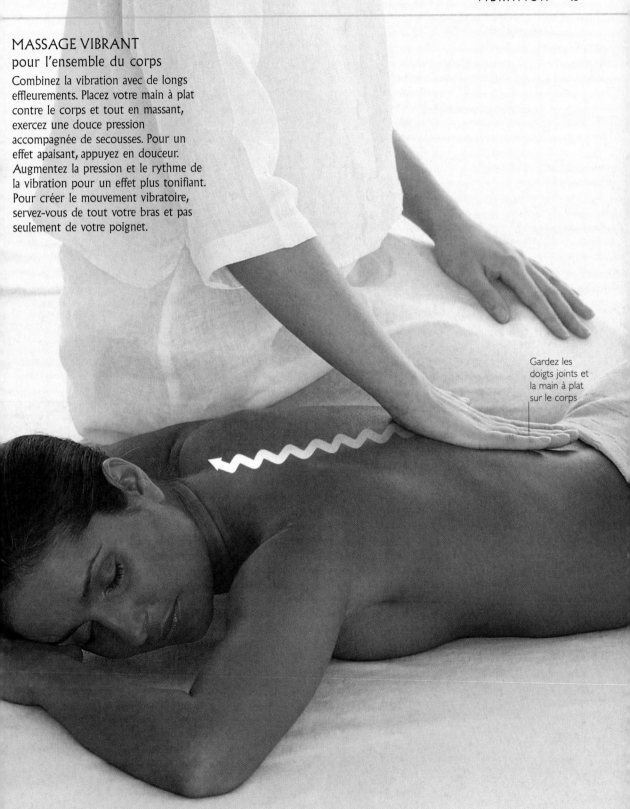

MASSAGE VIBRANT
pour l'ensemble du corps

Combinez la vibration avec de longs effleurements. Placez votre main à plat contre le corps et tout en massant, exercez une douce pression accompagnée de secousses. Pour un effet apaisant, appuyez en douceur. Augmentez la pression et le rythme de la vibration pour un effet plus tonifiant. Pour créer le mouvement vibratoire, servez-vous de tout votre bras et pas seulement de votre poignet.

Gardez les doigts joints et la main à plat sur le corps

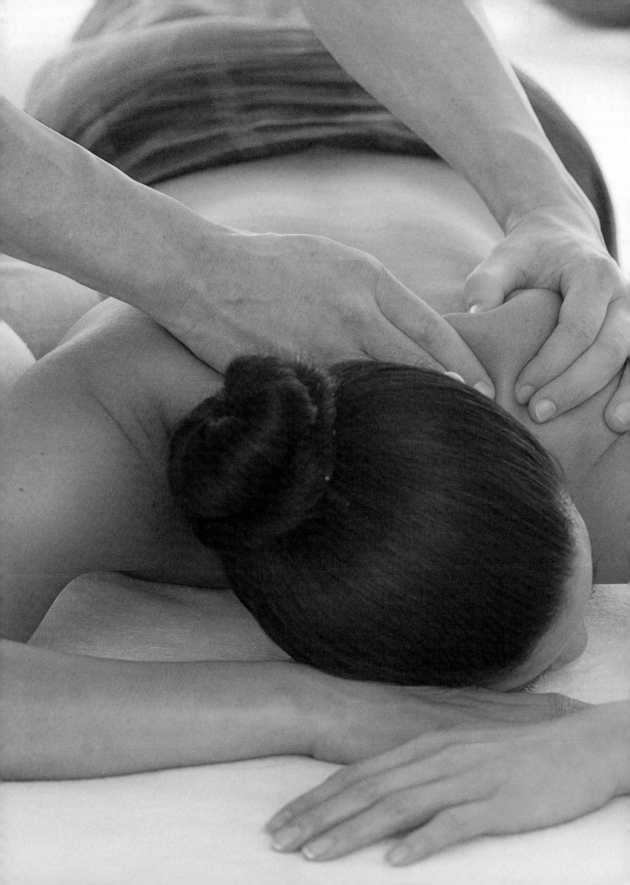

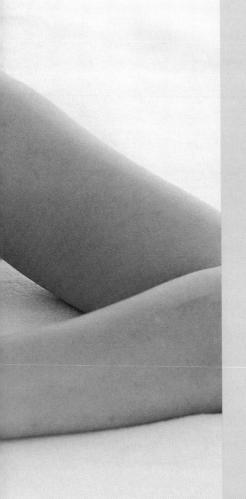

MASSAGE DE TOUT LE CORPS

Voici une adaptation de mon célèbre massage de tout le corps. Je vous invite à me suivre dans un massage apaisant et fluide qui va d'une partie du corps à une autre. Suivez le déroulement du début à la fin ou servez-vous d'une partie seulement pour travailler des zones du corps en particulier. Le massage dure environ une heure, davantage si vous insistez sur des muscles tendus ou sur des zones que le patient souhaite que l'on masse. Servez-vous d'huile ou de lotion (*voir p.10-11*).

LE DOS

Un bon massage du dos est une des expériences les plus relaxantes de la vie. Il peut être si efficace pour soulager le stress, que j'ai vu des clientes pleurer de soulagement au fur et à mesure que je défaisais les nœuds et les tensions des muscles en combinant des effleurements rythmés et des pressions adéquates. Prenez soin d'alléger la pression et d'éviter toute percussion quand vous massez la zone des reins.

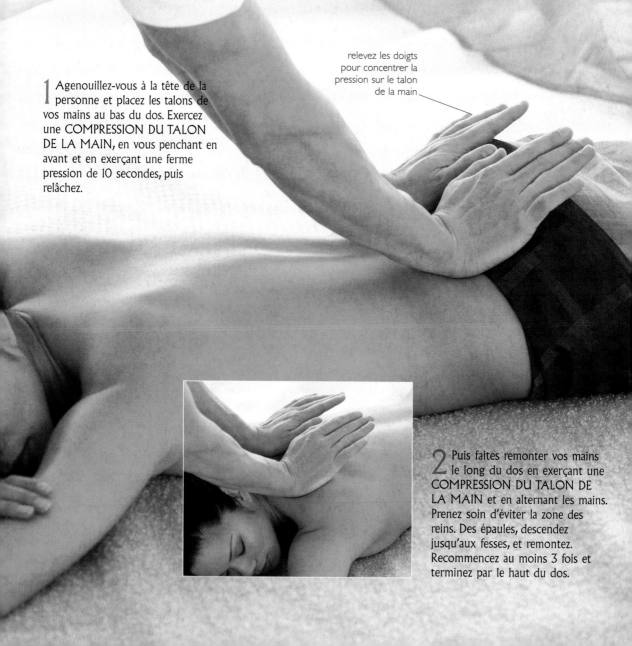

relevez les doigts pour concentrer la pression sur le talon de la main

1 Agenouillez-vous à la tête de la personne et placez les talons de vos mains au bas du dos. Exercez une COMPRESSION DU TALON DE LA MAIN, en vous penchant en avant et en exerçant une ferme pression de 10 secondes, puis relâchez.

2 Puis faites remonter vos mains le long du dos en exerçant une COMPRESSION DU TALON DE LA MAIN et en alternant les mains. Prenez soin d'éviter la zone des reins. Des épaules, descendez jusqu'aux fesses, et remontez. Recommencez au moins 3 fois et terminez par le haut du dos.

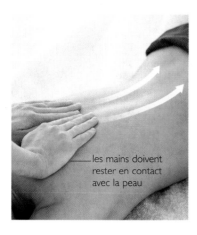

les mains doivent
rester en contact
avec la peau

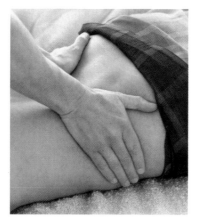

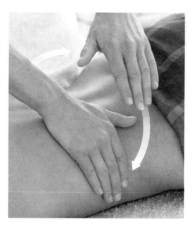

3 Effectuez des EFFLEUREMENTS LONGS ET LÉGERS de haut en bas du dos 3 fois. Gardez vos doigts joints. Terminez en laissant vos mains reposer sur le bas du dos.

4 Effectuez le massage en ÉVENTAIL en allant du bas du dos aux épaules 3 fois. Cela permet d'allonger les muscles des flancs et du dos. Maintenez le contact avec vos mains quand vous vous déplacez autour de la personne.

5 Penchez-vous en avant pour faire le MASSAGE MAIN SUR MAIN en tirant la peau vers vous tout en exerçant une pression modérée. Remontez jusqu'au bras et redescendez 3 fois. Puis amenez vos mains aux épaules pour les pétrir.

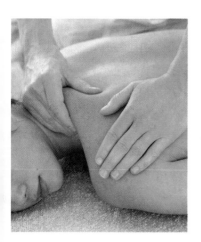

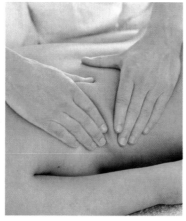

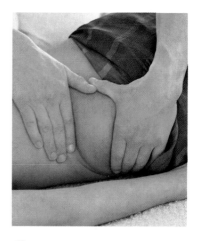

6 Effectuez le PÉTRISSAGE À DEUX MAINS sur les épaules. Saisissez la peau et pressez doucement d'une main, passez-la à l'autre et faites de même. Commencez le pétrissage avec plus de fermeté et continuez en maintenant le rythme jusqu'à ce que les muscles se détendent.

7 Relâchez légèrement la pression en vous déplaçant sur le côté du corps et continuez le PÉTRISSAGE À DEUX MAINS. Travaillez cette zone avec assez d'intensité, relevant et abaissant les tissus latéraux, au moins pendant une minute. Maintenez le rythme.

8 Descendez sur la partie inférieure du dos et en maintenant le rythme, effectuez un PÉTRISSAGE À DEUX MAINS sur la partie charnue de la zone. Puis, en gardant le contact avec le corps, remontez votre main en haut du dos pour commencer le massage avec les pouces.

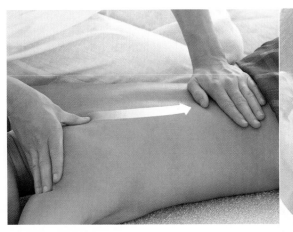

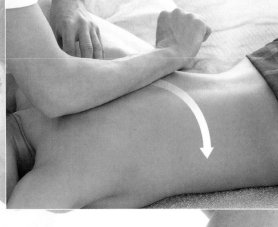

9 Placez la main gauche sur le bas du dos et avec la main droite, pratiquez la GLISSADE DU POUCE le long du muscle spinal de l'autre côté de vous. Recommencez plusieurs fois, en faisant glisser votre pouce lentement sur les muscles et en maintenant une pression ferme et constante.

10 Pliez le coude et tournez votre poignet vers l'intérieur. Placez la partie charnue de votre avant-bras contre le corps et pratiquez l'AVANT-BRAS EN ÉVENTAIL du côté le plus éloigné de vous. Recommencez 4 à 6 fois en allant vers le bas du dos et en appliquant une pression modérée pour « repasser » le muscle.

11 Démarrez ensuite le MASSAGE AVANT-BRAS SUR AVANT-BRAS. Penchez-vous vers l'avant pour augmenter la pression, et tâchez de maintenir un rythme constant. Recommencez plusieurs fois en vous concentrant sur le côté du dos le plus proche de vous.

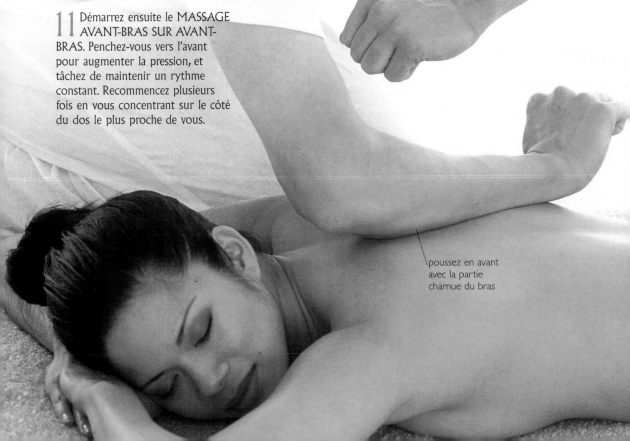

poussez en avant avec la partie charnue du bras

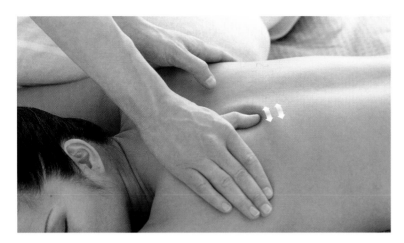

12 Positionnez vos mains dans le haut du dos pour commencer le TRAVAIL EN FIBRES CROISÉES sur les muscles qui longent la colonne vertébrale, les plus éloignés de vous. Gardez l'autre main sur le dos pour assurer la pression de votre pouce. Recommencez 3 fois de haut en bas. Terminez en laissant vos mains sur le bas du dos.

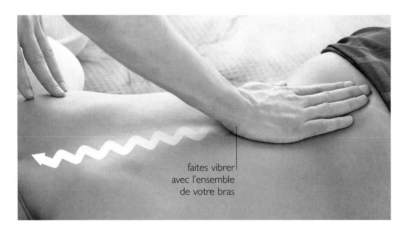

faites vibrer avec l'ensemble de votre bras

13 Effectuez le MASSAGE VIBRATOIRE, en travaillant la colonne vertébrale du bas du dos jusqu'aux épaules. Assurez-vous que toute votre main maintient le contact avec le corps. Faites vibrer doucement la peau, en vous inclinant en avant pour augmenter la pression. Recommencez, en longeant la colonne d'un côté, puis de l'autre.

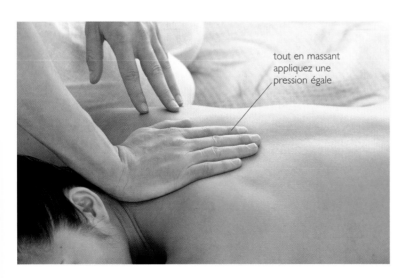

tout en massant appliquez une pression égale

14 Commencez un EFFLEUREMENT LÉGER ET LONG, sur l'ensemble du dos. Puis, déplacez-vous et asseyez-vous de l'autre côté de la personne. Reprenez les étapes numérotées de 5 à 14 de ce côté-ci. Le massage du dos est ici terminé. Si vous donnez un massage complet, placez-vous aux pieds afin de commencer le massage des jambes.

LES JAMBES

N'hésitez pas à appliquer une pression ferme quand vous massez les muscles charnus des jambes, mais prenez soin d'alléger la pression quand vous passez derrière le genou, et ne massez jamais directement cette zone ou la rotule du genou. Vous pouvez glisser une serviette roulée ou un petit coussin sous les chevilles du patient allongé sur le ventre, ce qui évitera les crampes.

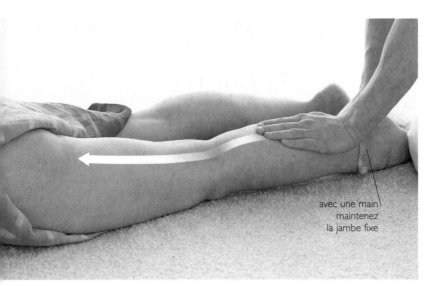

avec une main
maintenez
la jambe fixe

1 La personne étant allongée sur le ventre, commencez par la jambe gauche. Agenouillez-vous près du pied gauche et maintenez la jambe avec votre main droite. En gardant votre main à plat et doigts joints, massez la jambe de bas en haut. Réduisez la pression derrière le genou.

2 En haut de la jambe, ouvrez votre main en éventail vers l'extérieur sur la fesse en appuyant fermement. Puis, glissez votre main vers la hanche et recommencez le MASSAGE LÉGER ET LONG et EN ÉVENTAIL au complet au moins 3 fois. Terminez par le haut de la jambe.

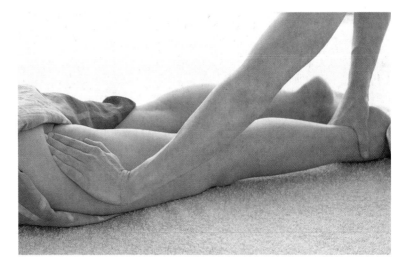

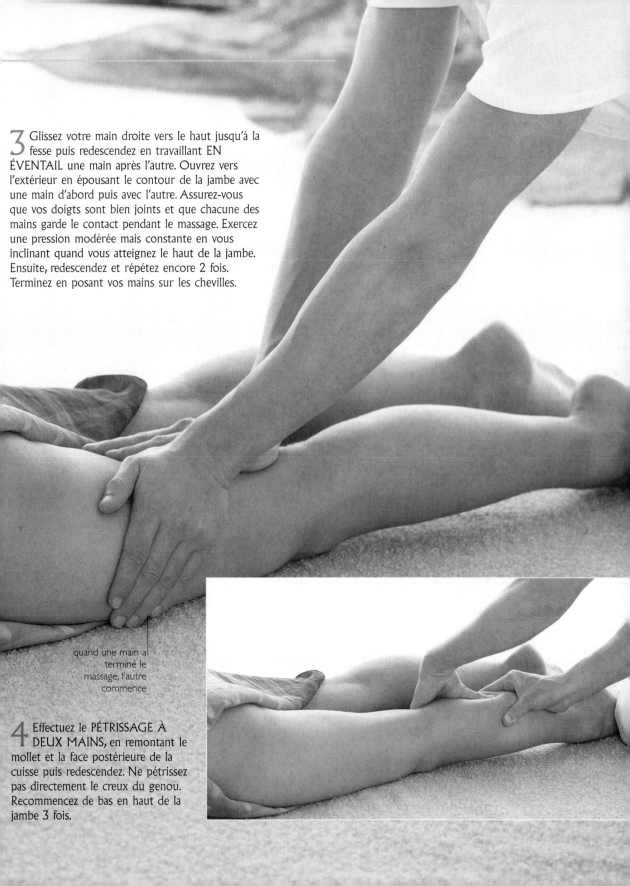

3 Glissez votre main droite vers le haut jusqu'à la fesse puis redescendez en travaillant EN ÉVENTAIL une main après l'autre. Ouvrez vers l'extérieur en épousant le contour de la jambe avec une main d'abord puis avec l'autre. Assurez-vous que vos doigts sont bien joints et que chacune des mains garde le contact pendant le massage. Exercez une pression modérée mais constante en vous inclinant quand vous atteignez le haut de la jambe. Ensuite, redescendez et répétez encore 2 fois. Terminez en posant vos mains sur les chevilles.

quand une main a terminé le massage, l'autre commence

4 Effectuez le PÉTRISSAGE À DEUX MAINS, en remontant le mollet et la face postérieure de la cuisse puis redescendez. Ne pétrissez pas directement le creux du genou. Recommencez de bas en haut de la jambe 3 fois.

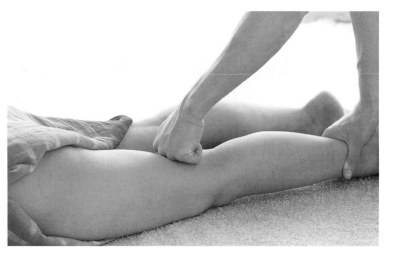

5 Maintenez la jambe au niveau de la cheville avec votre main droite. Repliez souplement vos doigts en forme de poing et placez la jointure des doigts sur la jambe juste au-dessus du genou. Exercez une pression modérée et effectuez le MASSAGE AVEC JOINTURES DES DOIGTS du bas de la cuisse jusqu'à la fesse. Recommencez plusieurs fois et terminez à la fesse.

6 Placez votre main gauche à plat sur la fesse, doigts joints, prête à pratiquer l'éventail.

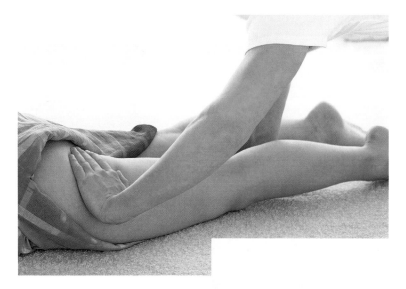

7 Effectuez l'ÉVENTAIL sur la fesse et le dos de la cuisse, en redescendant jusqu'à la ligne du creux du genou. Répétez puis, avec votre pouce, terminez par la stimulation du point d'acupuncture situé légèrement en retrait de la partie externe de la fesse.

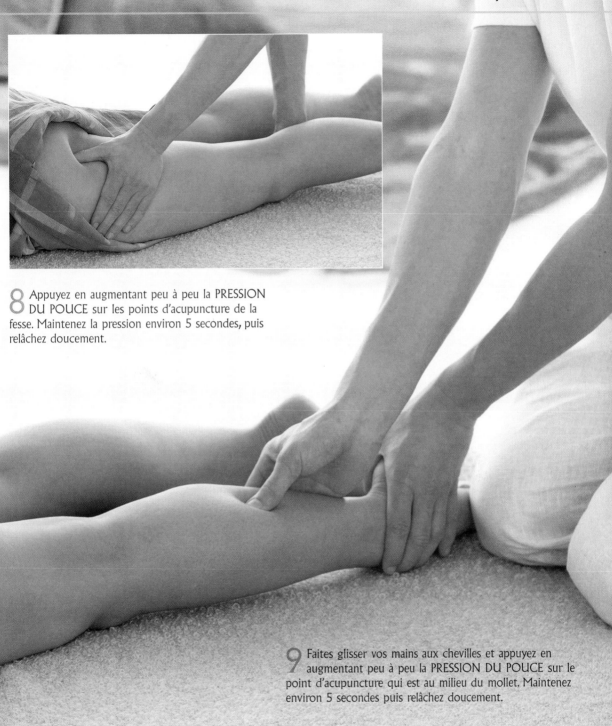

8 Appuyez en augmentant peu à peu la PRESSION DU POUCE sur les points d'acupuncture de la fesse. Maintenez la pression environ 5 secondes, puis relâchez doucement.

9 Faites glisser vos mains aux chevilles et appuyez en augmentant peu à peu la PRESSION DU POUCE sur le point d'acupuncture qui est au milieu du mollet. Maintenez environ 5 secondes puis relâchez doucement.

10 Agenouillez-vous un peu plus près de la personne. Pliez la jambe et posez-la sur vos genoux. Effectuez le MASSAGE MAIN SUR MAIN : adaptez la forme de votre main au contour du muscle et faites glisser une main du haut du mollet à la cheville, puis faites remonter l'autre main et recommencez. Quand une main a terminé, l'autre remonte de manière à travailler main sur main en rythme. Répétez le mouvement complet au moins 10 fois.

exercez une pression modérée en remontant sur le mollet

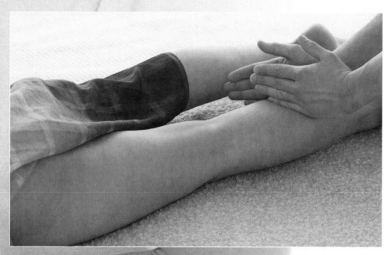

11 Reposez les jambes sur le sol et en commençant à la cheville, remontez sur la jambe en pratiquant la SCIE. Veillez à garder vos mains légèrement courbées et à maintenir un rythme vif. Travaillez la jambe de haut en bas au moins 3 fois, terminez à la fesse.

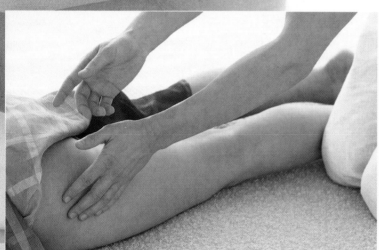

12 Descendez le long de la jambe en pratiquant le TAPOTEMENT DES DOIGTS. Mobilisez doucement la peau avec vos doigts en gardant vos mains relâchées et vos poignets détendus. Ce massage stimule les terminaisons nerveuses sous la peau et a un effet tonifiant agréable.

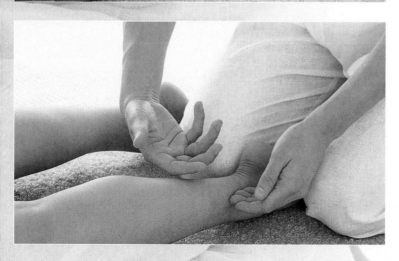

13 TAPOTEZ DES DOIGTS la jambe de haut en bas au moins 3 fois. Puis reprenez avec l'autre jambe tous les massages de 1 à 13. Ensuite, ou faites retourner la personne pour continuer le massage sur la partie antérieure des jambes (étapes 14 à 20), ou si vous donnez un massage de tout le corps, TAPOTEZ DES DOIGTS l'ensemble du dos de la personne avant d'entamer les étapes 14 à 20.

14 Commencez par l'EFFLEUREMENT LÉGER ET LONG sur la partie externe de la jambe, en partant de la cheville pour atteindre le haut de la jambe. Gardez vos doigts joints et maintenez une pression constante. Recommencez plusieurs fois.

15 Effectuez les COMPRESSIONS AVEC LE TALON DE LA MAIN avec une main en travaillant de la cheville au genou. Servez-vous de l'autre main pour maintenir la jambe. Exercez une pression ferme en comprimant le muscle qui longe le tibia, de 1 à 2 secondes à chaque fois avant de relâcher. Recommencez en remontant le long de la jambe au moins 3 fois.

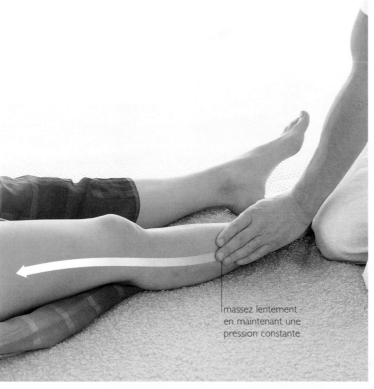

massez lentement en maintenant une pression constante

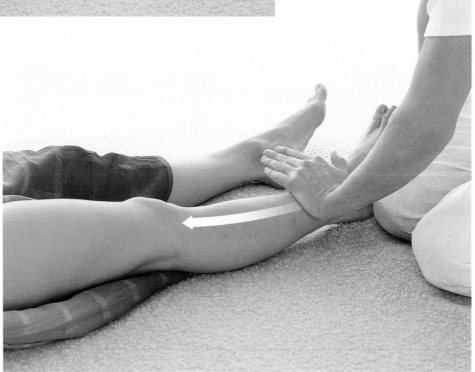

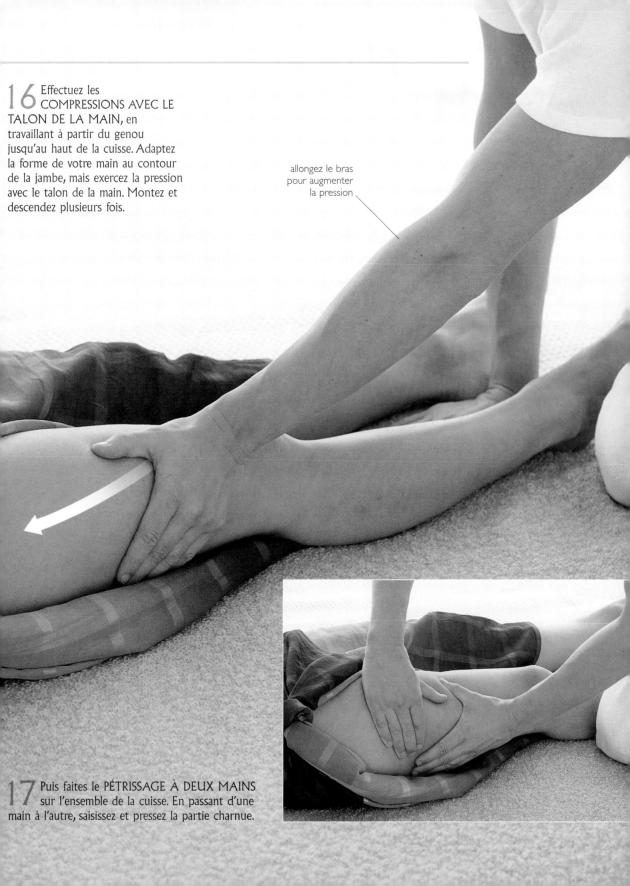

16 Effectuez les COMPRESSIONS AVEC LE TALON DE LA MAIN, en travaillant à partir du genou jusqu'au haut de la cuisse. Adaptez la forme de votre main au contour de la jambe, mais exercez la pression avec le talon de la main. Montez et descendez plusieurs fois.

allongez le bras pour augmenter la pression

17 Puis faites le PÉTRISSAGE À DEUX MAINS sur l'ensemble de la cuisse. En passant d'une main à l'autre, saisissez et pressez la partie charnue.

18 Dirigez-vous vers le genou et exercez la PRESSION DU POUCE en petits mouvements circulaires, tout en travaillant autour de la rotule. Exercez une pression modérée et prenez soin d'éviter la rotule.

n'exercez pas de pression directement sur la rotule

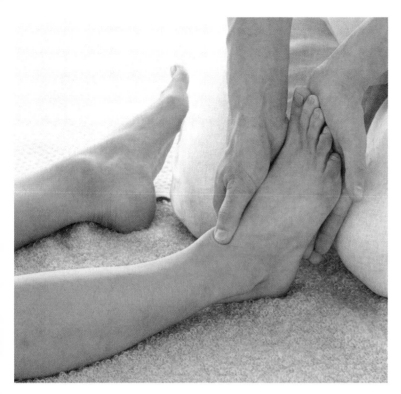

19 Avec une main poussez légèrement le pied en avant. Avec la PRESSION DU POUCE, augmentez graduellement la pression sur le point d'acupuncture situé entre deux tendons sur la cheville. Comptez jusqu'à 5 puis relâchez en douceur.

20 Pratiquez la GLISSADE DU POUCE le long du muscle qui longe le devant du tibia jusqu'au genou. Appliquez une pression ferme et constante. Recommencez, en travaillant la jambe jusqu'à ce que vous ayez massé tout le muscle de la jambe. Puis reprenez les massages, étapes de 14 à 20, sur l'autre jambe. Terminez ou dirigez-vous vers les pieds pour continuer le massage.

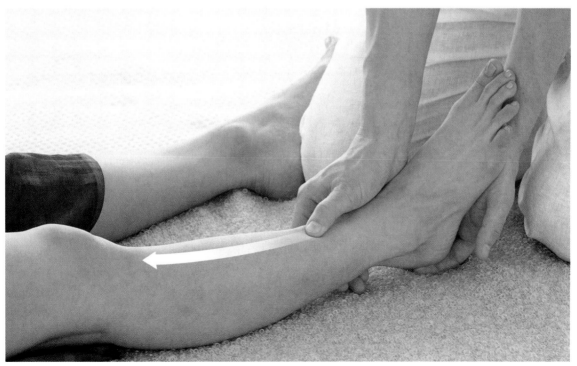

LES PIEDS

Pour masser les pieds, gardez à l'esprit qu'il faut une main fermée, une main trop légère risque de chatouiller et peut transformer en torture ce qui doit être un plaisir. Si vous ne massez que les pieds, assurez-vous que la personne est confortablement assise, le corps bien soutenu et complètement détendu avant de commencer. Veillez à ne vous servir que d'une petite quantité d'huile ou de lotion, sinon les pieds risquent d'être huileux et glissants.

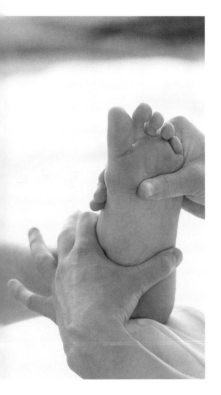 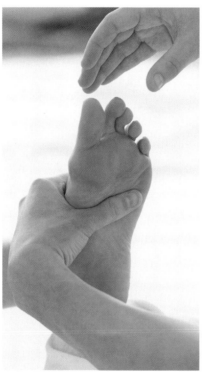 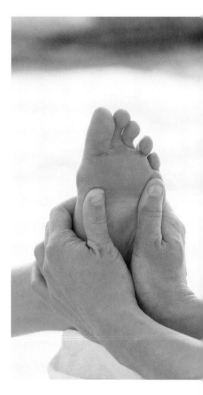

1 Saisissez le pied en mettant une main au-dessus du talon et l'autre un peu plus haut au-dessus de la voûte plantaire. Appuyez modérément en pressant le pied entre les doigts et le pouce de chaque main.

2 Gardez les doigts joints tout en pressant fermement le pied et en le tirant vers le haut avec une main. Puis faites de même avec l'autre main. Quand une main a terminé le mouvement, l'autre prend sa place. Imaginez que vous étirez du caramel à l'infini. Recommencez plusieurs fois.

3 Saisissez le pied des deux mains et placez vos pouces l'un parallèle à l'autre sur la partie supérieure charnue de la plante du pied. Pratiquez le massage POUCE EN ÉVENTAIL, en étirant le pied vers l'extérieur. Reposez le pied et recommencez plusieurs fois.

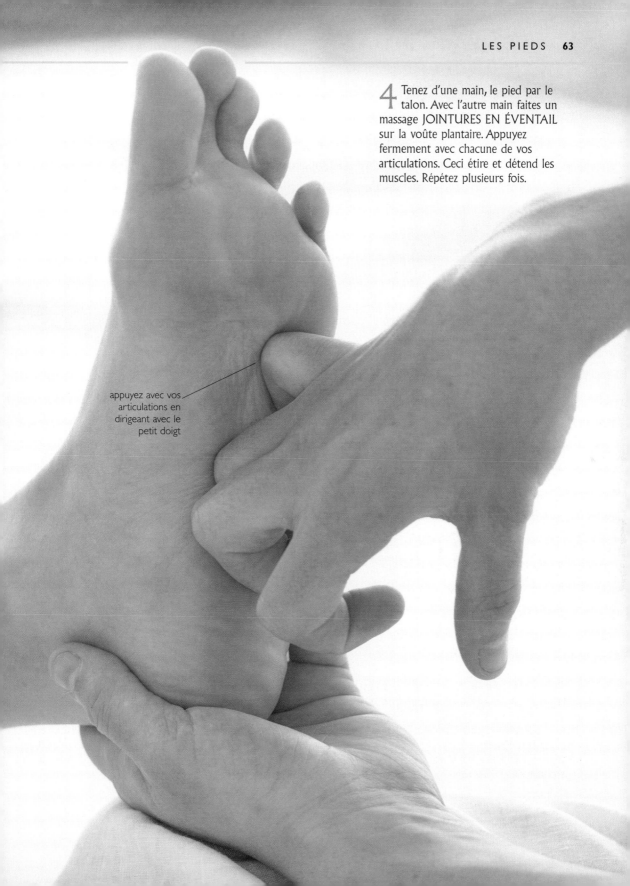

4 Tenez d'une main, le pied par le talon. Avec l'autre main faites un massage JOINTURES EN ÉVENTAIL sur la voûte plantaire. Appuyez fermement avec chacune de vos articulations. Ceci étire et détend les muscles. Répétez plusieurs fois.

appuyez avec vos articulations en dirigeant avec le petit doigt

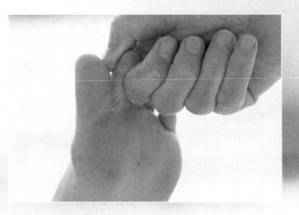 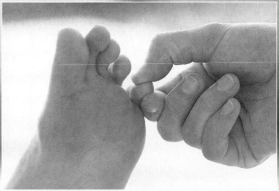

5 En commençant avec le gros orteil, prenez chacun des orteils entre le pouce et l'index et pressez en tirant doucement. Prenez soin de ne pas blesser les doigts. Tirez sur chaque orteil l'un après l'autre, puis recommencez en partant du gros orteil.

6 En commençant par le gros orteil, attrapez l'extrémité de chaque orteil entre le pouce et l'index et effectuez la TORSION. Tordez chaque orteil l'un après l'autre puis recommencez en partant du gros orteil.

faites courber le pied juste pour étirer les muscles du cou-de-pied

7 Posez le pied sur votre genou. Abaissez doucement les orteils d'une main et faites la FRICTION EN FIBRES CROISÉES avec l'autre. Courbez doucement vos doigts et effectuez un mouvement de brossage avec le bout de vos doigts d'arrière en avant sur le haut du pied. Remontez vers la cheville et redescendez.

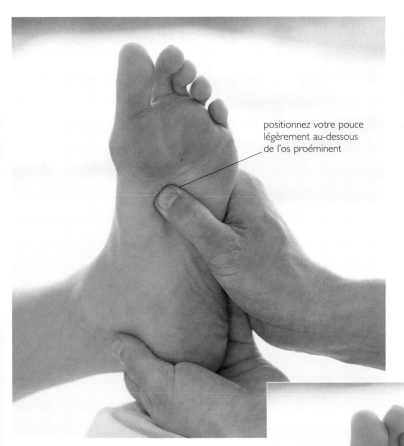

positionnez votre pouce
légèrement au-dessous
de l'os proéminent

8 Prenez le talon dans l'une de
vos mains tandis que de l'autre
vous effectuez la PRESSION DU
POUCE sur le point d'acupuncture
qui se trouve au centre de la voûte
plantaire. Comptez jusqu'à 5 puis
relâchez et recomptez jusqu'à 5.
Ceci a un effet profondément
relaxant.

9 En maintenant toujours le
pied, travaillez les parties
latérales avec la PRESSION DU
POUCE EN TIRE-BOUCHON.
Puis répétez les étapes de 1 à 9 sur
l'autre pied. Pour finir, pressez
doucement les deux pieds
ensemble dans chacune de vos
mains. Si vous ne donnez que le
massage du pied, c'est maintenant
fini. Sinon, déplacez-vous et
agenouillez-vous à droite de la
personne, en vous tenant prêt à
commencer le travail des bras et
des mains.

LES BRAS ET LES MAINS

Souvent, dans l'idée de vous aider les gens lèvent le bras pour que vous le massiez, mais ce geste a pour seul effet de créer des tensions musculaires. Pour aider la personne à se relaxer, prenez sa main dans la vôtre et balancez le bras d'arrière en avant jusqu'à ce que vous le sentiez s'alourdir. Quand vous massez, ne travaillez pas trop fort l'intérieur du coude. Glissez légèrement sur les artères et les veines qui passent à la surface de la peau. La règle générale est de masser le bras vers le haut dans le sens de la circulation lymphatique.

1 À genoux sur la droite du patient, prenez sa main droite dans votre main droite comme pour lui dire bonjour. De l'autre main, effleurez le bras sur toute sa longueur jusqu'à l'épaule, dans un mouvement doux.

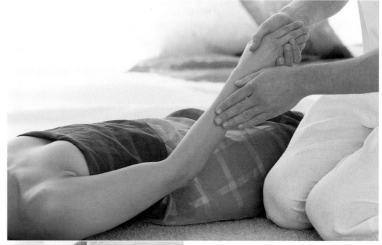

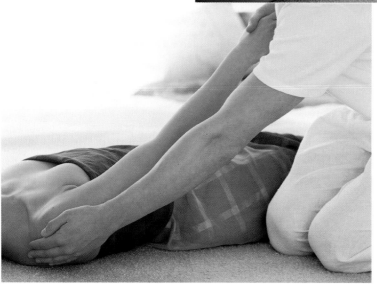

2 Travaillez l'épaule avec votre main repliée en forme de coupe puis redescendez doucement le bras jusqu'au poignet, prêt à recommencer le massage au complet. Appliquez-vous sur le mouvement de haut en bas. Recommencez plusieurs fois.

3 Levez la main de la personne pour que sa paume soit face à vous et placez vos deux pouces l'un à côté de l'autre à la base. Exercez une pression ferme en utilisant le POUCE EN ÉVENTAIL, et en vous servant de vos pouces pour étirer doucement la paume. Revenez à la position de départ et recommencez en remontant la paume. Plusieurs fois.

d'une prise solide, soutenez bien toute la main

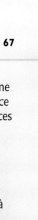

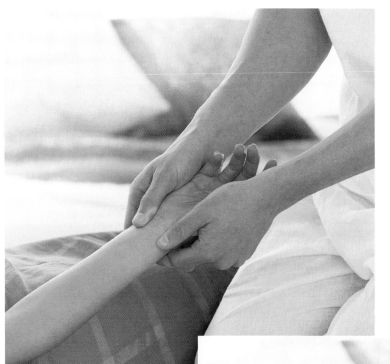

4 Abaissez la main puis tournez le bras vers l'extérieur afin que la paume soit face à vous. Soutenez la main avec l'une des vôtres et placez vos pouces l'un à côté de l'autre sur le poignet. Effectuez le POUCE EN ÉVENTAIL, en faisant glisser les pouces vers l'extérieur au-dessus des tendons et des fibres musculaires. Continuez jusqu'à atteindre la partie délicate de l'intérieur du coude, puis faites glisser vos pouces vers le bas jusqu'au poignet et recommencez au moins 2 fois.

5 Prenez la main de la personne comme pour lui dire bonjour et tournez le bras vers l'intérieur. Avec votre main gauche, pratiquez le PÉTRISSAGE À UNE MAIN jusqu'à l'avant-bras en pressant doucement la chair entre votre pouce et les autres doigts. En haut de l'avant-bras, ramenez votre main en la faisant glisser jusqu'au poignet et recommencez. À la fin du dernier massage, votre pouce gauche est posé sur la partie charnue au-dessus du coude, prêt à appliquer une pression du pouce.

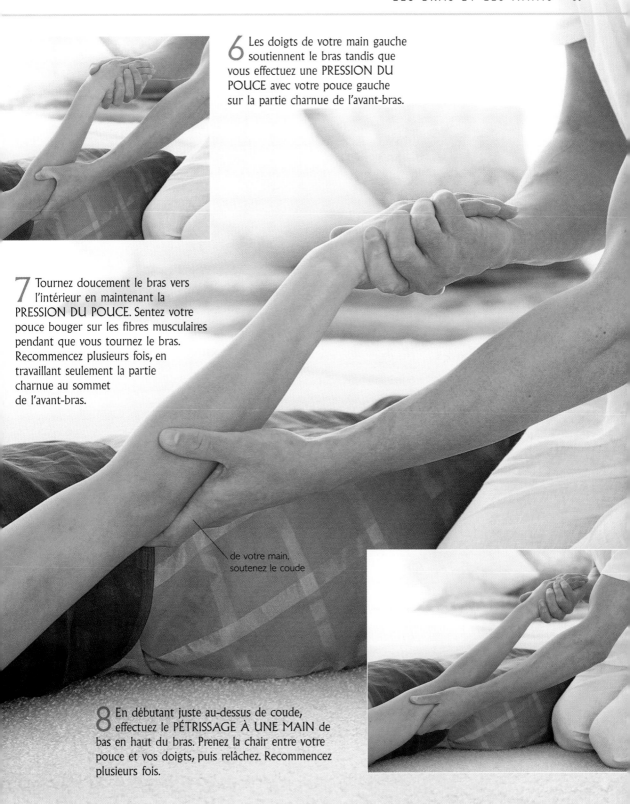

6 Les doigts de votre main gauche soutiennent le bras tandis que vous effectuez une PRESSION DU POUCE avec votre pouce gauche sur la partie charnue de l'avant-bras.

7 Tournez doucement le bras vers l'intérieur en maintenant la PRESSION DU POUCE. Sentez votre pouce bouger sur les fibres musculaires pendant que vous tournez le bras. Recommencez plusieurs fois, en travaillant seulement la partie charnue au sommet de l'avant-bras.

de votre main, soutenez le coude

8 En débutant juste au-dessus de coude, effectuez le PÉTRISSAGE À UNE MAIN de bas en haut du bras. Prenez la chair entre votre pouce et vos doigts, puis relâchez. Recommencez plusieurs fois.

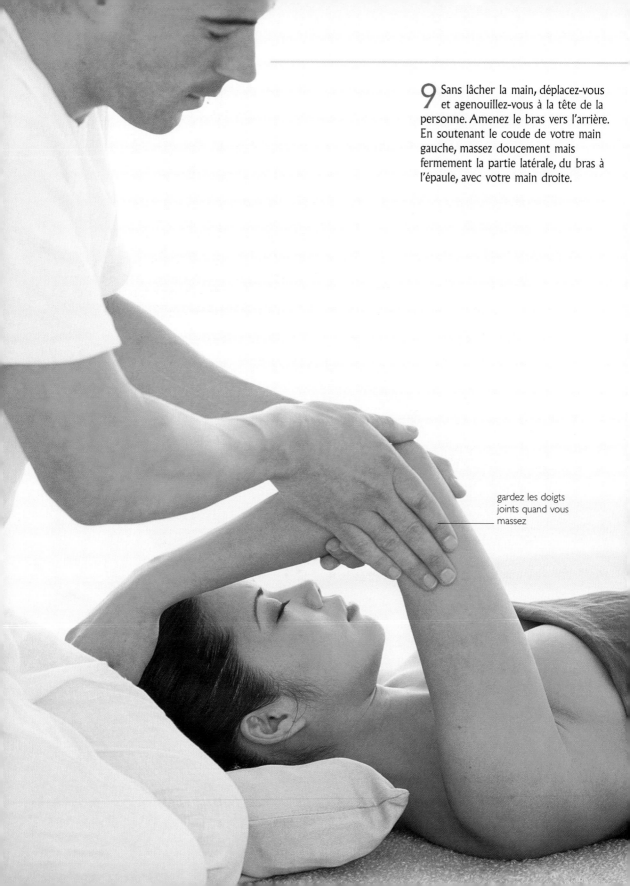

9 Sans lâcher la main, déplacez-vous et agenouillez-vous à la tête de la personne. Amenez le bras vers l'arrière. En soutenant le coude de votre main gauche, massez doucement mais fermement la partie latérale, du bras à l'épaule, avec votre main droite.

gardez les doigts joints quand vous massez

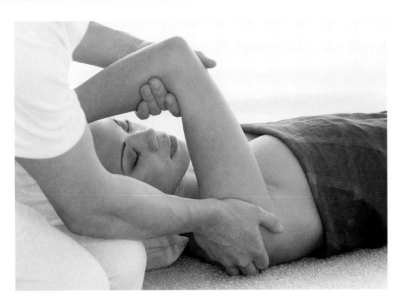

10 Enveloppez l'épaule avec votre main droite, puis du biceps jusqu'au coude, remontez les doigts. Massez l'ensemble du bras plusieurs fois.

11 Relevez le bras pour l'étirer un peu. Effectuez le SOULÈVEMENT en pressant fermement le biceps avec votre paume droite puis en le saisissant entre vos doigts et votre pouce, tirez et pressez en douceur. Relâchez et répétez plusieurs fois. Replacez le bras le long du corps et recommencez les étapes de 1 à 11 sur le bras gauche.

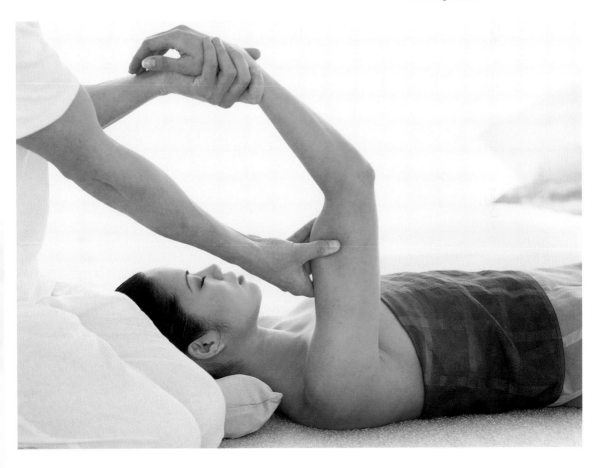

LE BUSTE

On se sent souvent embarrassé quand il s'agit de masser le buste, en particulier celui d'une femme. Ce protocole vaut autant pour les hommes que pour les femmes. N'oubliez pas de maintenir une pression modérée à légère quand vous massez l'abdomen ; la cage thoracique abrite le cœur et les poumons mais pour protéger les organes vitaux situés dans l'abdomen il n'y a que la couche musculaire. Je conseille d'éviter de masser l'abdomen une heure au moins après un repas copieux. Il est prudent de pratiquer ce massage très en douceur chez une femme enceinte au cours des deuxième et troisième trimestres.

1 Agenouillez-vous d'un côté de la personne et inclinez-vous en avant pour atteindre le côté le plus éloigné de vous. Commencez en plaçant les deux mains l'une à côté de l'autre sur le côté du corps. Massez vers vous avec une main en exerçant une pression douce à modérée sur la partie latérale et sur l'abdomen. Quand votre main se relève du corps, l'autre main prend le relais. Massez dans votre direction selon un rythme continu, en faisant alterner le mouvement de vos deux mains. Puis déplacez-vous de l'autre côté et recommencez le massage.

tout en massant, exercez une pression

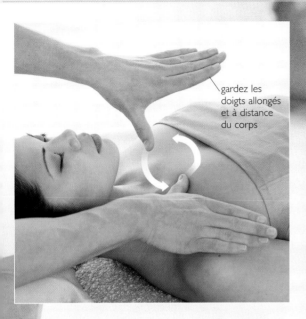

gardez les doigts allongés et à distance du corps

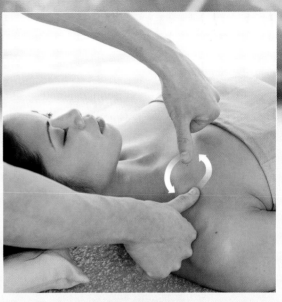

2 Agenouillez-vous à la tête de la personne pour masser les muscles qui couvrent et entourent le sternum. Pratiquez le MASSAGE POUCE SUR POUCE, en vous dirigeant vers le milieu puis sur les côtés du sternum. Travaillez dans un mouvement circulaire en profondeur et vers l'extérieur.

3 Puis effectuez le MASSAGE POUCE SUR POUCE, en travaillant les muscles sous la clavicule en direction de l'épaule lors de chaque mouvement du pouce. Travaillez la clavicule au moins 3 fois, puis répétez de l'autre côté.

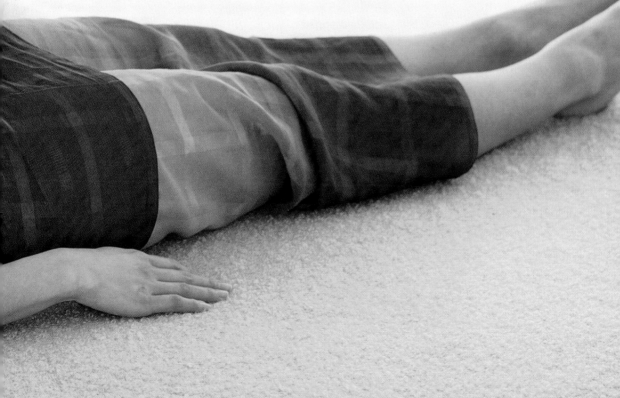

LE COU ET LES ÉPAULES

La tension et la rigidité des muscles du cou et des épaules peuvent provenir du stress ou d'une mauvaise position due par exemple au travail devant un écran d'ordinateur. Pendant le massage, soutenez la tête en la berçant et en dégageant la tension des muscles du cou et des épaules. Demandez à votre patient de considérer vos mains comme un oreiller. Je crois cette technique beaucoup plus efficace pour permettre à quelqu'un de se relaxer, que de lui demander de se détendre.

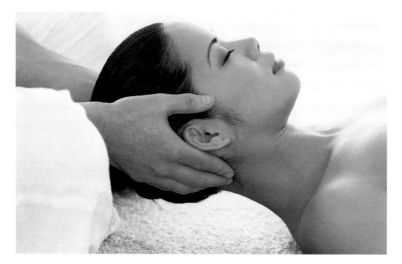

1 Asseyez-vous en tailleur derrière la personne et bercez sa tête entre vos mains. Posez vos doigts juste au-dessous de l'os à la base du crâne et tirez doucement la tête à vous, en étirant les muscles du cou. Maintenez la position environ 10 secondes puis relâchez doucement. Prenez soin de ne pas courber le cou ni de trop incliner la tête en avant.

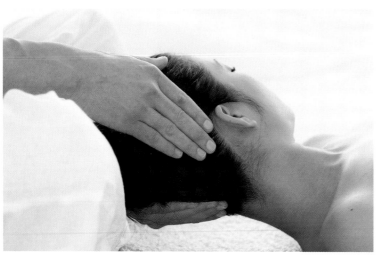

2 En gardant le cou droit, faites tourner la tête doucement vers la gauche et bercez-la dans votre main gauche. Mettez votre main gauche juste derrière l'oreille sans la couvrir, avec votre pouce et votre index de chaque côté. Servez-vous de votre jambe comme soutien pour tenir votre bras fixe.

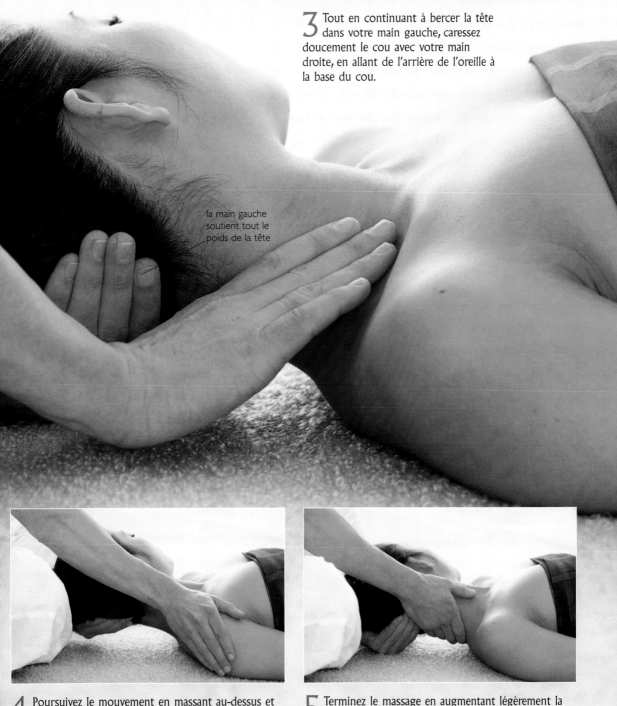

3 Tout en continuant à bercer la tête dans votre main gauche, caressez doucement le cou avec votre main droite, en allant de l'arrière de l'oreille à la base du cou.

la main gauche soutient tout le poids de la tête

4 Poursuivez le mouvement en massant au-dessus et au-dessous de l'épaule. Adaptez la forme de votre main au contour de l'épaule.

5 Terminez le massage en augmentant légèrement la pression tout en faisant glisser vos mains du cou à la base du crâne. Recommencez le massage de 3 à 5 fois minimum.

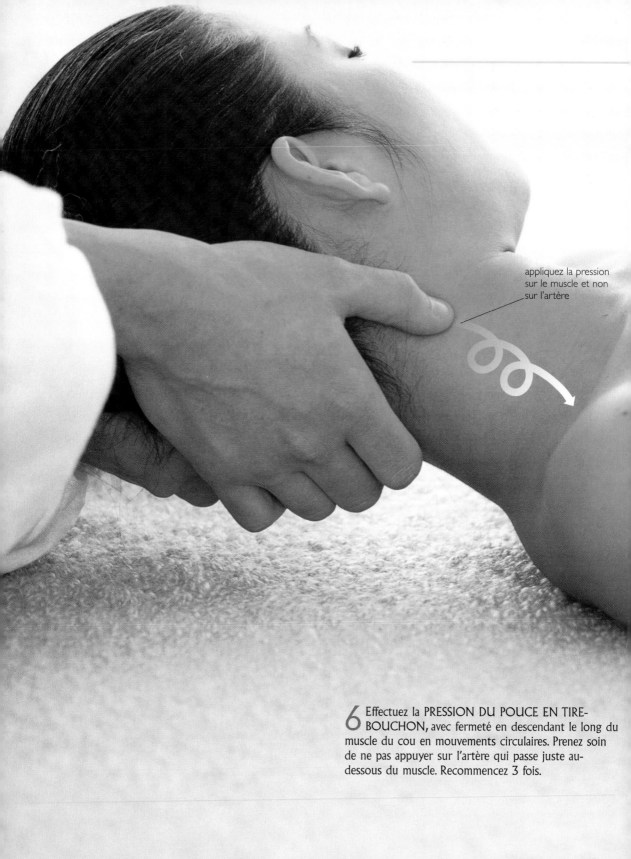

appliquez la pression
sur le muscle et non
sur l'artère

6 Effectuez la PRESSION DU POUCE EN TIRE-
BOUCHON, avec fermeté en descendant le long du
muscle du cou en mouvements circulaires. Prenez soin
de ne pas appuyer sur l'artère qui passe juste au-
dessous du muscle. Recommencez 3 fois.

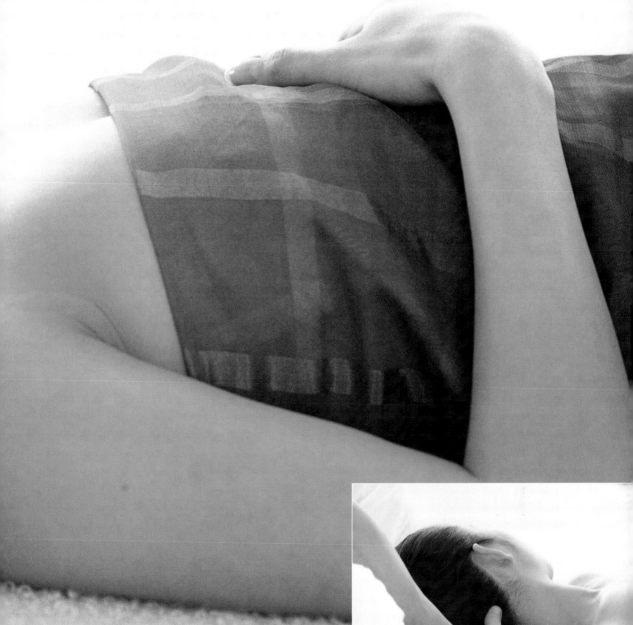

7 Appliquez une ferme PRESSION DU POUCE EN TIRE-BOUCHON, le long de l'os à la base du crâne. Travaillez lentement en sentant la tension du muscle. Puis faites tourner la tête vers la droite en la berçant dans votre main droite. Recommencez les étapes de 3 à 7 sur le côté gauche du cou, puis recentrez la tête. À la fin de cette séance, vous pouvez placer une serviette roulée ou un petit coussin sous la nuque et laisser la personne se détendre quelques minutes.

RÉCAPITULATIF

Quand vous serez familiarisé avec les différentes étapes qui composent ce massage de l'ensemble du corps, servez-vous de ce tableau récapitulatif pour passer sans arrêt d'un mouvement à l'autre. Sachez que vous pouvez pratiquer l'ensemble des massages ou seulement certains d'entre eux. Portez votre attention sur les zones tendues.

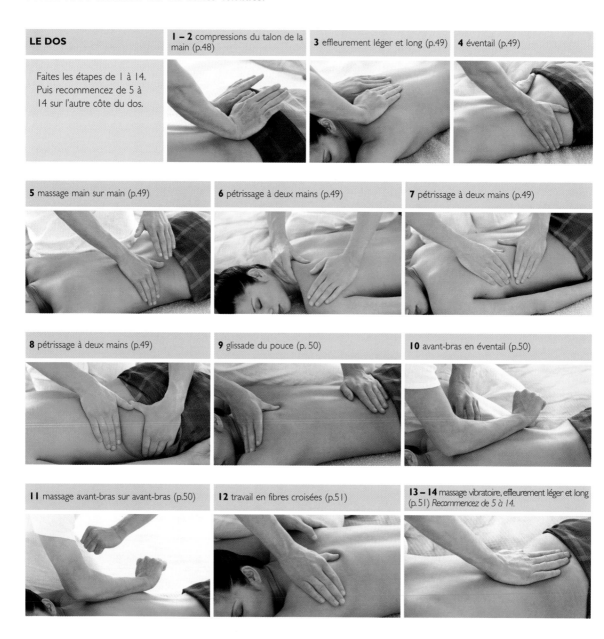

LE DOS

Faites les étapes de 1 à 14. Puis recommencez de 5 à 14 sur l'autre côté du dos.

1 – 2 compressions du talon de la main (p.48)

3 effleurement léger et long (p.49)

4 éventail (p.49)

5 massage main sur main (p.49)

6 pétrissage à deux mains (p.49)

7 pétrissage à deux mains (p.49)

8 pétrissage à deux mains (p.49)

9 glissade du pouce (p. 50)

10 avant-bras en éventail (p.50)

11 massage avant-bras sur avant-bras (p.50)

12 travail en fibres croisées (p.51)

13 – 14 massage vibratoire, effleurement léger et long (p.51) *Recommencez de 5 à 14.*

LES JAMBES

Complétez les étapes de 1 à 13, puis répétez sur l'autre jambe. Faites tourner le patient et continuez les étapes de 14 à 20 sur une jambe puis l'autre.

1 – 2 effleurement léger et long en éventail (p.52)

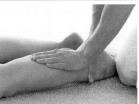

3 éventail avec mains alternées (p.53)

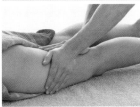

4 pétrissage à deux mains (p.53)

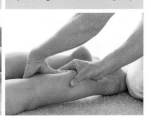

5 massage avec jointures des doigts (p.54)

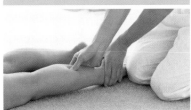

6 – 7 éventail (p.54)

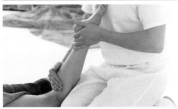

8 pression du pouce (p.55)

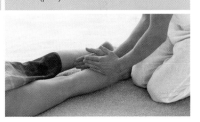

9 pression du pouce (p55)

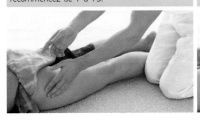

10 massage main sur main (p.56)

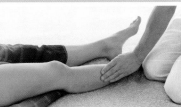

11 scie (p.57)

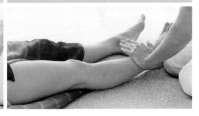

12 – 13 tapotement des doigts (p.57) *recommencez de 1 à 13.*

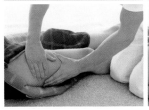

14 effleurement léger et long (p.58)

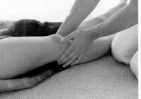

15 – 16 compressions avec le talon de la main (p.58-59)

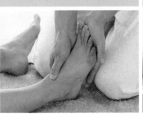

17 pétrissage à deux mains (p.59)

18 pression circulaire du pouce (p.60)

19 pression du pouce (p.61)

20 glissade du pouce (p.61) *recommencez de 14 à 20*

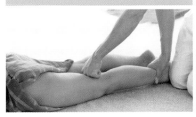
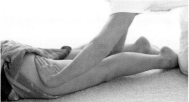
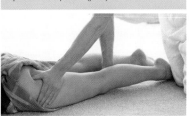
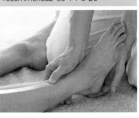

LES PIEDS

Cette série terminée, recommencez sur l'autre pied.

1 – 2 tirer et presser (p.62)

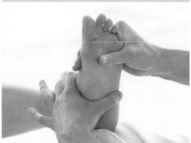

3 pouce en éventail (p.62)

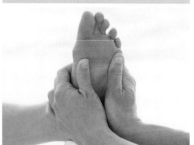

4 jointures en éventail (p.63)

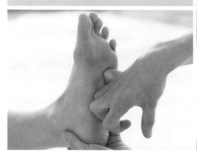

5 tirer (p.64)

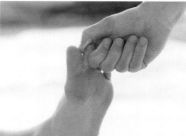

6 torsion (p.64)

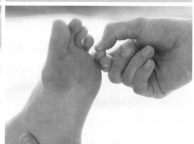

7 friction en fibres croisées (p.64)

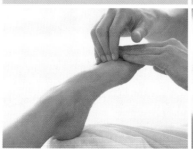

8 pression du pouce (p.65)

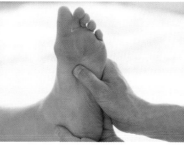

9 pression du pouce en tire-bouchon (p.65)
recommencez de 1 à 9

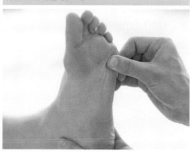

LES BRAS ET LES MAINS

Cette série terminée, recommencez sur l'autre bras et l'autre main.

1 – 2 effleurement (p.66)

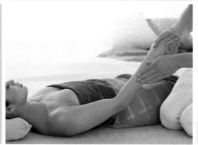

3 pouce en éventail (p.67)

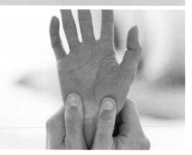

4 pouce en éventail (p.68)

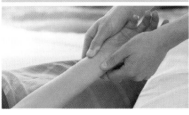

5 pétrissage à une main (p.68)

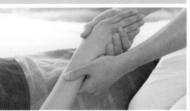

6 – 7 pression du pouce avec bras tourné (p.69)

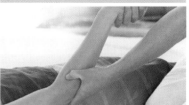

8 pétrissage à une main (p.69)

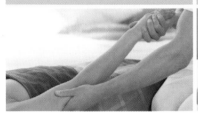

9 – 10 massage (p. 70, 71)

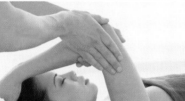

11 soulèvement (p.71)
recommencez de 1 à 11

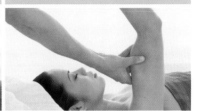

LE BUSTE

Après le massage n°1, déplacez-vous et reprenez sur l'autre côté du corps avant de terminer la série.

1 massage main sur main (p.72)
reprenez de l'autre côté

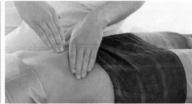

2 massage pouce sur pouce (p.73)

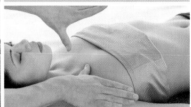

3 massage pouce sur pouce (p.73)

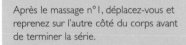
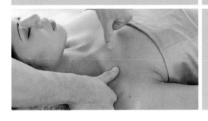

LE COU ET LES ÉPAULES

Cette série terminée, reprenez les massages de 3 à 7 sur l'autre côté du cou.

1 – 2 bercer et étirer (p.74)

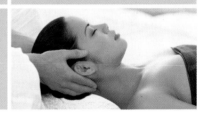

3 à 5 massage (p.75)

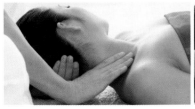

6 pression du pouce en tire-bouchon (p.76)

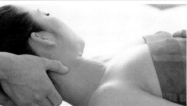

7 pression du pouce en tire-bouchon (p.77)
reprenez les massages de 3 à 7.

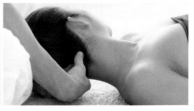

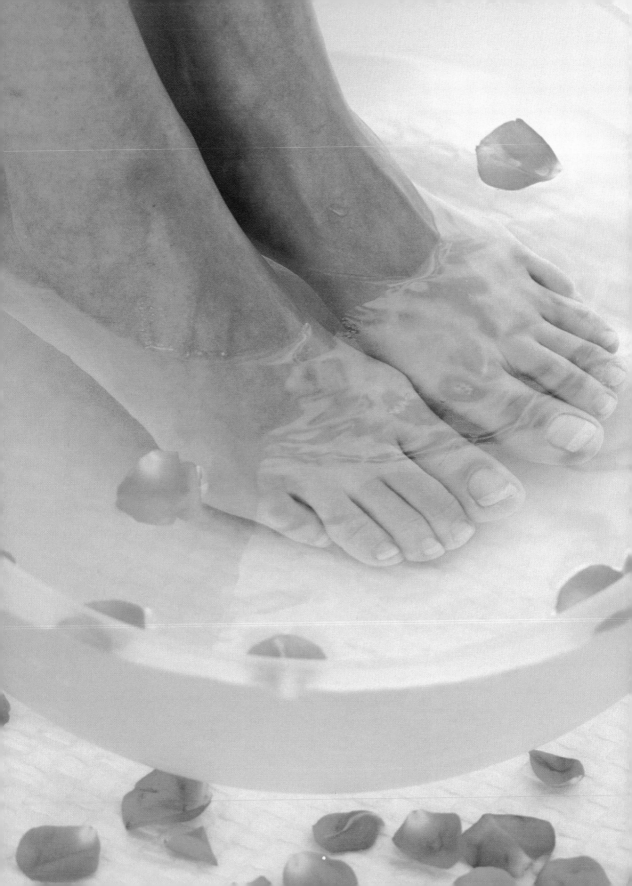

SOINS DOUILLETS PROGRAMME DE THALASSO

Voici parmi ceux que je préfère, un choix d'excellents soins. Un nettoyage du visage qui laisse la peau fraîche et rayonnante ou un enveloppement à la papaye qui rend la peau douce et bien hydratée. Faites l'expérience d'une des nombreuses recettes de beauté en vous fabriquant un baume aux raisins, ou isolez-vous pour un délicieux masque des pieds aux kiwis. Si vous donnez à un de vos amis l'un de ces soins somptueux, avec un peu de chance, il vous le rendra bien !

NETTOYAGE DU VISAGE

Un grand nombre de mes plus anciennes clientes attribuent la jeunesse de leur allure à de réguliers massages du visage. Ce traitement profondément relaxant nettoie la peau, tonifie les muscles du visage et accélère la circulation, ce qui donne un teint florissant et rayonnant. Servez-vous de votre démaquillant habituel ou d'une ou deux gouttes d'huile légère comme l'huile d'amandes douces. Si vous utilisez de l'huile, passez ensuite une lotion astringente comme celle proposée ci-dessous, pour nettoyer le visage après le traitement. Asseyez-vous en tailleur, la personne allongée sur le dos, la tête bercée sur vos genoux.

PETITS SECRETS POUR SOINS DU VISAGE

• Faites un nettoyage du visage une fois par semaine pour éviter que s'assombrisse le teint et que se bouchent les pores.
• Gardez les ongles courts pour ne pas égratigner la peau délicate du visage.
• Si la personne porte des lentilles de contact, demandez-lui de les enlever avant le début du traitement.

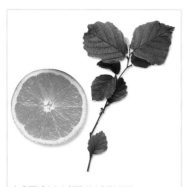

LOTION ASTRINGENTE À L'ORANGE

• 1 cuil. à c. de sels d'Epsom
• 1 cuil. à s. d'hamamélis
• 8 cuil. à s. d'eau distillée
• 1 goutte d'huile essentielle d'orange, de rose ou de lavande.

Mélangez tous les ingrédients dans une petite bouteille et secouez jusqu'à ce que les sels d'Epsom soient complètement dissous.

Essayez cet astringent en été comme brumisateur. Un petit jet rafraîchit et nettoie instantanément. Vous trouvez des bouteilles pour brumisateur dans les magasins de soins et de beauté.

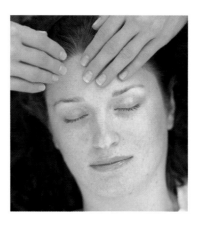

1 Massez doucement le front en vous servant alternativement des deux mains. Plusieurs fois.

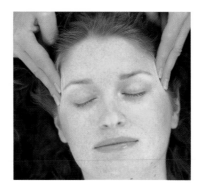

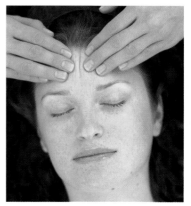

2 En débutant entre les sourcils effectuez une PRESSION DES DOIGTS en petits mouvements circulaires, en allant des sourcils à la ligne des cheveux. Recommencez plusieurs fois en dirigeant vos doigts vers l'extérieur.

3 Placez deux doigts sur chaque tempe et effectuez une légère PRESSION DES DOIGTS en petits mouvements circulaires, pendant au moins 30 secondes.

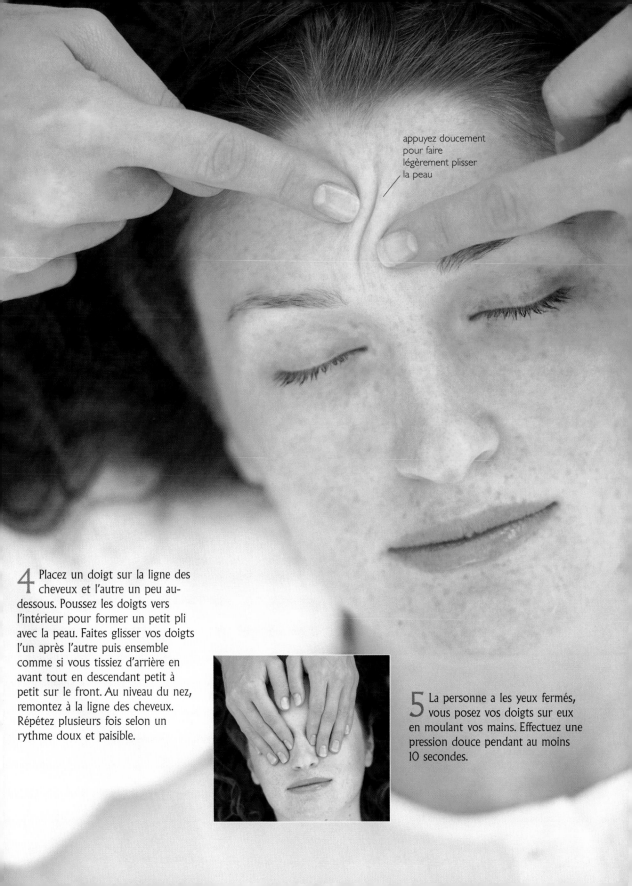

appuyez doucement
pour faire
légèrement plisser
la peau

4 Placez un doigt sur la ligne des cheveux et l'autre un peu au-dessous. Poussez les doigts vers l'intérieur pour former un petit pli avec la peau. Faites glisser vos doigts l'un après l'autre puis ensemble comme si vous tissiez d'arrière en avant tout en descendant petit à petit sur le front. Au niveau du nez, remontez à la ligne des cheveux. Répétez plusieurs fois selon un rythme doux et paisible.

5 La personne a les yeux fermés, vous posez vos doigts sur eux en moulant vos mains. Effectuez une pression douce pendant au moins 10 secondes.

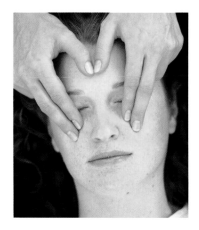 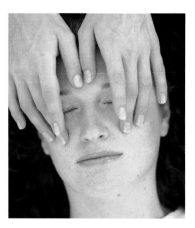 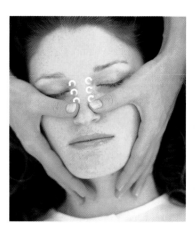

6 Servez-vous d'un ou de deux doigts pour appliquer une PRESSION en travaillant en petits mouvements circulaires sur la face inférieure de l'orbite. Allez et revenez au moins 3 fois.

7 Effectuez un doux TAPOTEMENT sous les yeux, en faisant alterner rapidement votre index et votre majeur afin de créer un effet vibratoire. Tapotez avec la pulpe de vos doigts.

8 Effectuez une PRESSION DU POUCE le long des ailes du nez en travaillant en petits mouvements circulaires. Au moins 3 fois.

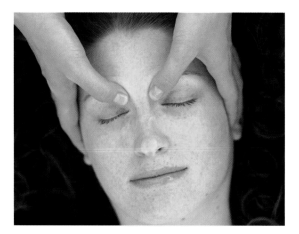 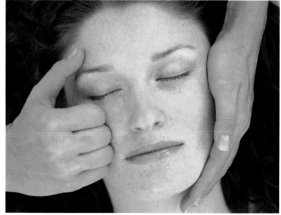

9 Appliquez une PRESSION DU POUCE en l'augmentant graduellement sur le point d'acupuncture qui se trouve au sommet du nez. Appuyez vers l'intérieur du haut du nez. Comptez au moins jusqu'à 5, relâchez et comptez encore jusqu'à 5.

10 Formez un poing souple et placez vos articulations sur la joue, le pouce vers vous pour masser en JOINTURES EN ÉVENTAIL. Bercez la tête avec l'autre main.

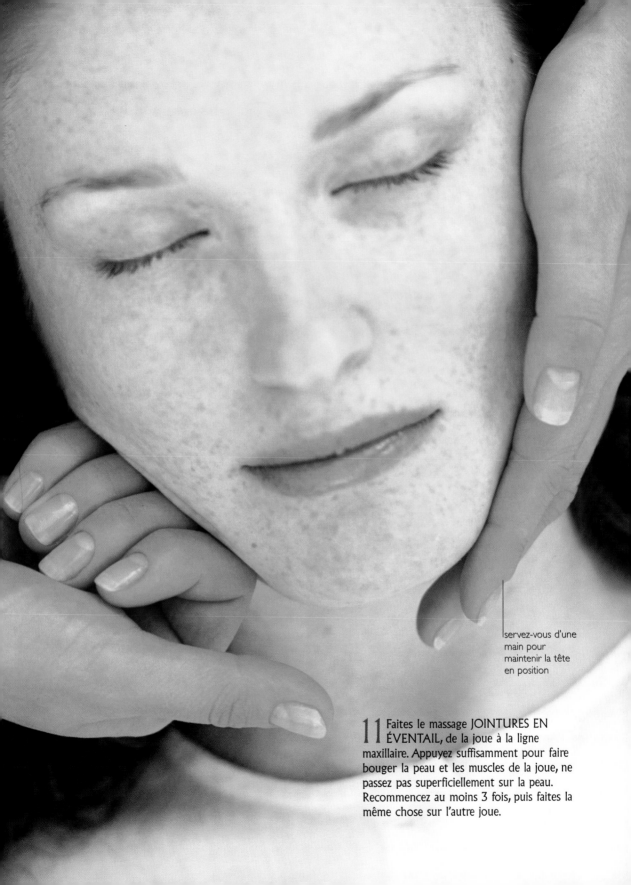

servez-vous d'une main pour maintenir la tête en position

11 Faites le massage JOINTURES EN ÉVENTAIL, de la joue à la ligne maxillaire. Appuyez suffisamment pour faire bouger la peau et les muscles de la joue, ne passez pas superficiellement sur la peau. Recommencez au moins 3 fois, puis faites la même chose sur l'autre joue.

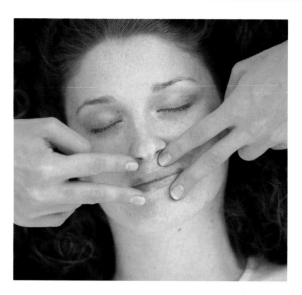

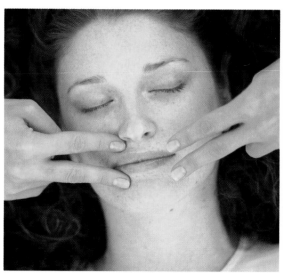

12 En formant un V avec vos doigts, placez un doigt au-dessus de la bouche et un au-dessous. D'une main massez doucement de chaque côté de la bouche en allant d'une joue à l'autre.

13 Dès que vous avez terminé le massage, relevez les doigts et massez d'un côté de la bouche à l'autre, avec l'autre main. Recommencez plusieurs fois en maintenant un rythme régulier et apaisant.

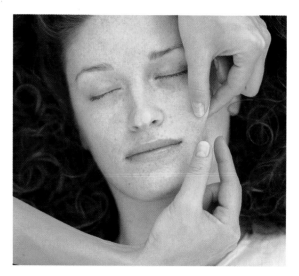

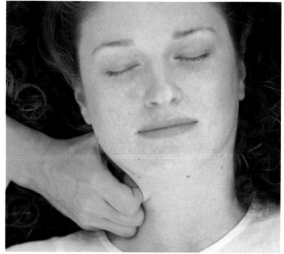

14 Saisissez un peu de peau entre le pouce et l'index, tordez doucement et relâchez. Effectuez la TORSION en alternant les mains et en vous déplaçant le long de la joue. Maintenez des mouvements doux mais rapides en faisant attention de ne pas pincer. Faites environ 60 torsions par joue.

15 Placez votre pouce derrière la nuque et utilisez-le pour contrôler la pression pendant que vous effectuez le PÉTRISSAGE EN ÉVENTAIL. Ouvrez doucement vos articulations en éventail pour descendre le long du cou. Changez de main et recommencez sur l'autre côté.

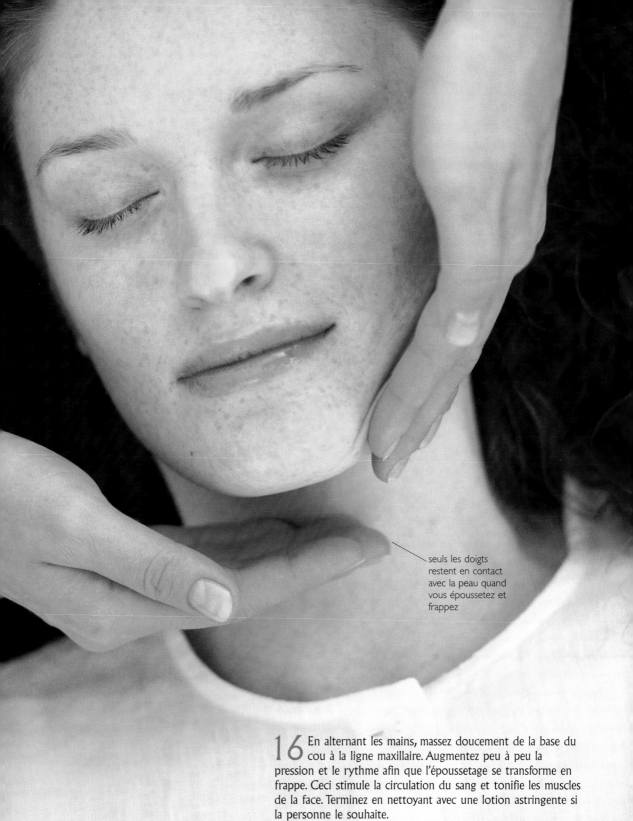

seuls les doigts
restent en contact
avec la peau quand
vous époussetez et
frappez

16 En alternant les mains, massez doucement de la base du
cou à la ligne maxillaire. Augmentez peu à peu la
pression et le rythme afin que l'époussetage se transforme en
frappe. Ceci stimule la circulation du sang et tonifie les muscles
de la face. Terminez en nettoyant avec une lotion astringente si
la personne le souhaite.

LE SENSATIONNEL MASSAGE DU CUIR CHEVELU

Le traitement du cuir chevelu a pour objectif de masser la fine couche de muscles qui recouvrent le crâne et de stimuler la circulation du sang dans cette zone. Ce massage apaisant est aussi très efficace pour les maux de tête. Utilisez le bout de vos doigts après avoir bien vérifié que vos ongles sont courts. Adoptez une pression modérée suffisante pour faire se déplacer le cuir chevelu. Au fur et à mesure que se détendent les muscles du visage et du cuir chevelu, ce dernier est plus facile à déplacer. N'utilisez ni huile ni lotion pour ce massage.

BAUME AUX RAISINS

Après votre shampooing habituel, essayez ce baume pour un traitement intensif de vos cheveux.

Écrasez 125 g de raisins avec leurs pépins dans un mixer, ou bien écrasez-les dans un mortier avec un pilon. Appliquez ce baume sur le cuir chevelu puis sur les cheveux et couvrez-les. Temps de pose, 20 minutes. Rincez.

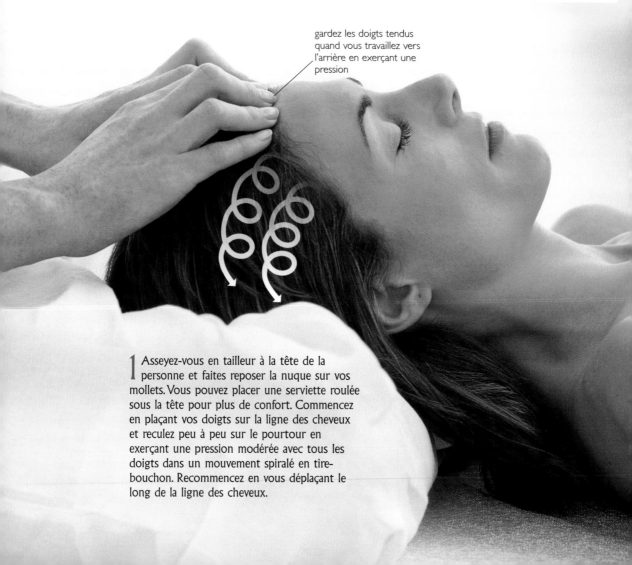

gardez les doigts tendus quand vous travaillez vers l'arrière en exerçant une pression

1 Asseyez-vous en tailleur à la tête de la personne et faites reposer la nuque sur vos mollets. Vous pouvez placer une serviette roulée sous la tête pour plus de confort. Commencez en plaçant vos doigts sur la ligne des cheveux et reculez peu à peu sur le pourtour en exerçant une pression modérée avec tous les doigts dans un mouvement spiralé en tire-bouchon. Recommencez en vous déplaçant le long de la ligne des cheveux.

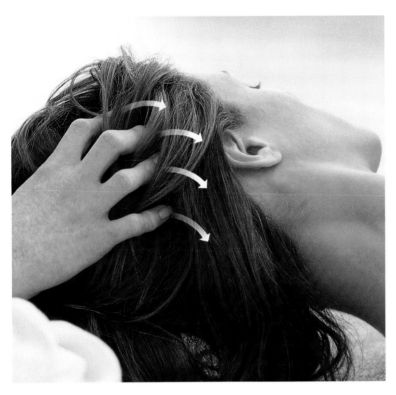

2 Faites tourner doucement la tête vers la gauche, en la soutenant soigneusement avec votre main gauche. Placez votre pouce droit au bas de la tête en formant une ancre et effectuez le DOIGT EN ÉVENTAIL sur le côté de la tête. Recommencez en retournant à la ligne des cheveux et en couvrant toute la tête.

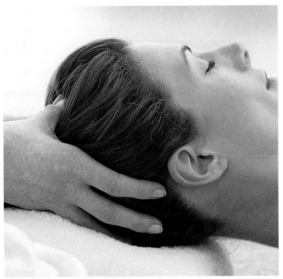

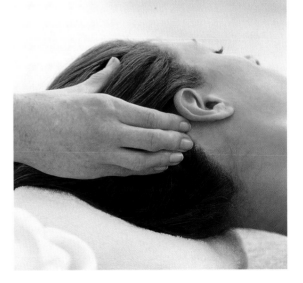

3 Replacez la tête au centre en la soutenant de votre main et placez les doigts derrière les oreilles, votre pouce sur le sommet du crâne. Effectuez une ferme PRESSION DU POUCE sur le crâne.

4 Faites tourner la tête vers la gauche en la soutenant de votre main gauche. Le pouce droit en soutien, exercez avec vos quatre doigts une PRESSION en petits mouvements circulaires sous la zone osseuse, à la base du crâne.

5 Replacez la tête au centre et avec vos doigts, le long de la zone osseuse à la base du crâne, soutenez tout le poids de la tête. Courbez légèrement les doigts et sentez la tête s'alourdir au fur et à mesure que se détendent les muscles du crâne et de la nuque.

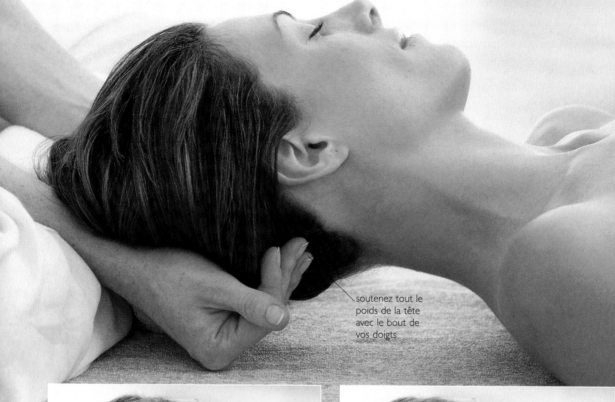

soutenez tout le poids de la tête avec le bout de vos doigts

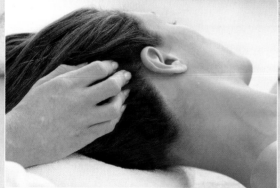

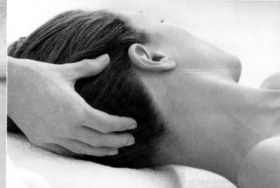

6 Faites doucement rouler la tête à gauche. Placez votre main droite derrière l'oreille et votre pouce contre la tête, doigts légèrement incurvés.

7 En gardant votre pouce dans la même position, effectuez les DOIGTS EN ÉVENTAIL vers le bas, en suivant la forme du crâne. Recommencez plusieurs fois, puis faites doucement rouler la tête vers la droite et reprenez les étapes de 2 à 7 sur l'autre côté.

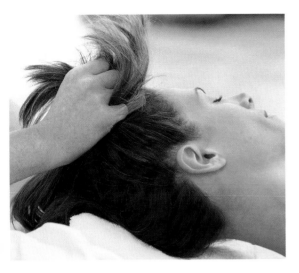

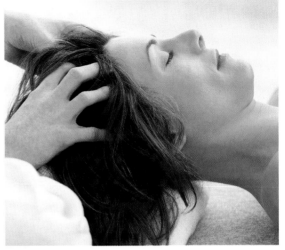

8 Replacez la tête au centre. Prenez une poignée de cheveux et tirez doucement mais avec assez de force pour faire bouger un peu le cuir chevelu sans faire mal. Recommencez en vous déplaçant autour de la tête et en prenant diverses poignées de cheveux.

9 Terminez en grattant légèrement le cuir chevelu, en frottant le bout de vos doigts sur toute la tête et en ébouriffant les cheveux. Ainsi vous terminez par un massage revigorant.

AUTO-MASSAGE DU CUIR CHEVELU

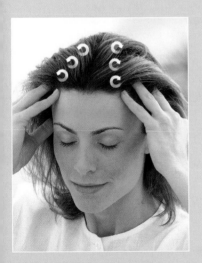

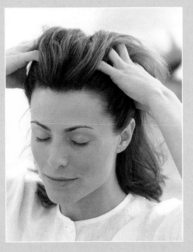

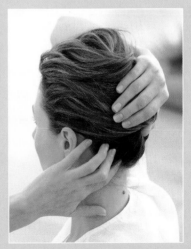

1 Placez vos doigts sur votre ligne de cheveux. Effectuez une PRESSION DES DOIGTS, en travaillant vers l'arrière en petits cercles sur le pourtour. Recommencez plusieurs fois.

2 Tendez légèrement vos doigts et en commençant par la ligne des cheveux, ratissez en arrière à travers la chevelure. Recommencez plusieurs fois en parcourant l'ensemble de la tête.

3 Travaillez le long de la base crânienne en effectuant une PRESSION DES DOIGTS en petits cercles. Recommencez de l'autre côté de la tête.

SOIN DES MAINS À LA ROSE

Souvent les gens ne se rendent pas compte des tensions qu'ils accumulent dans leurs mains, surtout quand ils ont un travail manuel ou tapent sur un clavier. Ce merveilleux massage des mains peut éviter douleurs et tensions musculaires parce qu'il augmente la circulation du sang et efface les adhérences qui se forment sur les muscles et tendons régulièrement sollicités. Pour le massage, prenez la lotion à la rose décrite ci-dessous. Pour ajouter une petite touche de luxe, insérez, dans la dernière étape du traitement, des pétales de rose.

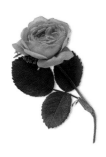

LOTION À LA ROSE

• 30 ml de lotion hydratante sans parfum

• 6 gouttes d'huile – amandes douces ou pépins de raisin –

• 6 ou 7 gouttes d'huile essentielle de rose

Mélangez tous les ingrédients dans un bol ou une bouteille.

Ajoutez :

• 2 larges feuilles de papier film pour envelopper les mains

• 1 serviette et 2 gants à four ou 2 serviettes

• 2 poignées de pétales de rose (optionnel)

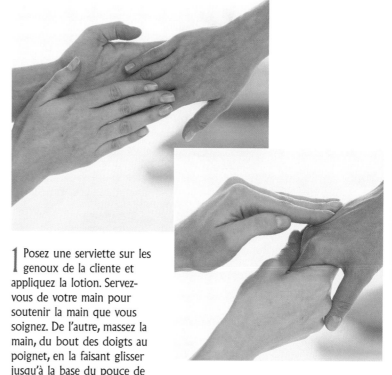

1 Posez une serviette sur les genoux de la cliente et appliquez la lotion. Servez-vous de votre main pour soutenir la main que vous soignez. De l'autre, massez la main, du bout des doigts au poignet, en la faisant glisser jusqu'à la base du pouce de sorte qu'elle soutienne la main. Recommencez avec les deux mains dans un mouvement main sur main.

2 En tenant avec les doigts la main de la personne, effectuez la FRICTION EN FIBRES CROISÉES. Passez le bout de vos doigts d'arrière en avant en travers des tendons du dos de la main, en maintenant un mouvement vif et rythmé.

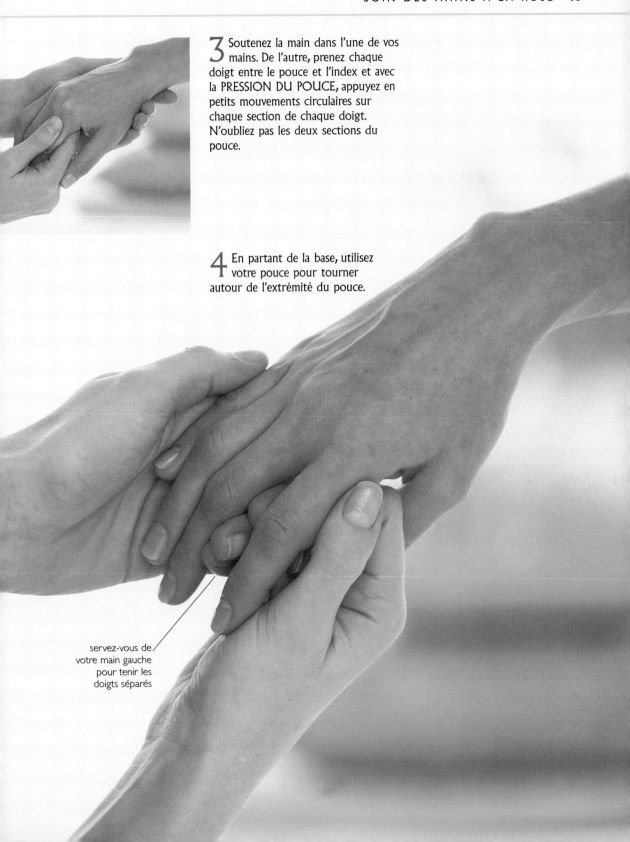

3 Soutenez la main dans l'une de vos mains. De l'autre, prenez chaque doigt entre le pouce et l'index et avec la PRESSION DU POUCE, appuyez en petits mouvements circulaires sur chaque section de chaque doigt. N'oubliez pas les deux sections du pouce.

4 En partant de la base, utilisez votre pouce pour tourner autour de l'extrémité du pouce.

servez-vous de votre main gauche pour tenir les doigts séparés

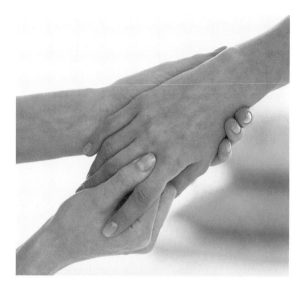

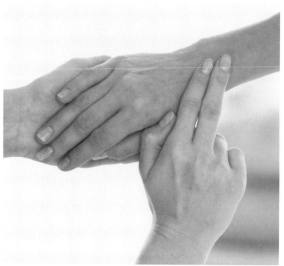

5 Puis appuyez doucement la PRESSION DU POUCE sur la peau de l'espace interdigital de chacun des doigts.

6 Avec les deux premiers doigts, travaillez perpendiculairement sur la partie osseuse qui surplombe le poignet en PRESSION DES DOIGTS avec de petits mouvements circulaires.

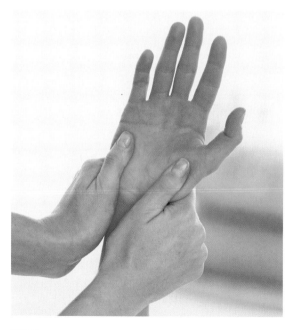

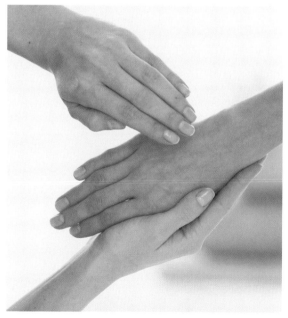

7 Tournez la paume face à vous et posez vos pouces sur les extrémités charnues, et étirez doucement. Replacez vos pouces et recommencez en vous déplaçant sur la paume.

8 Terminez le massage par un TAPOTAGE doux mais vif sur le dos de la main pour stimuler les terminaisons nerveuses. Répétez les étapes de 1 à 8 sur l'autre main.

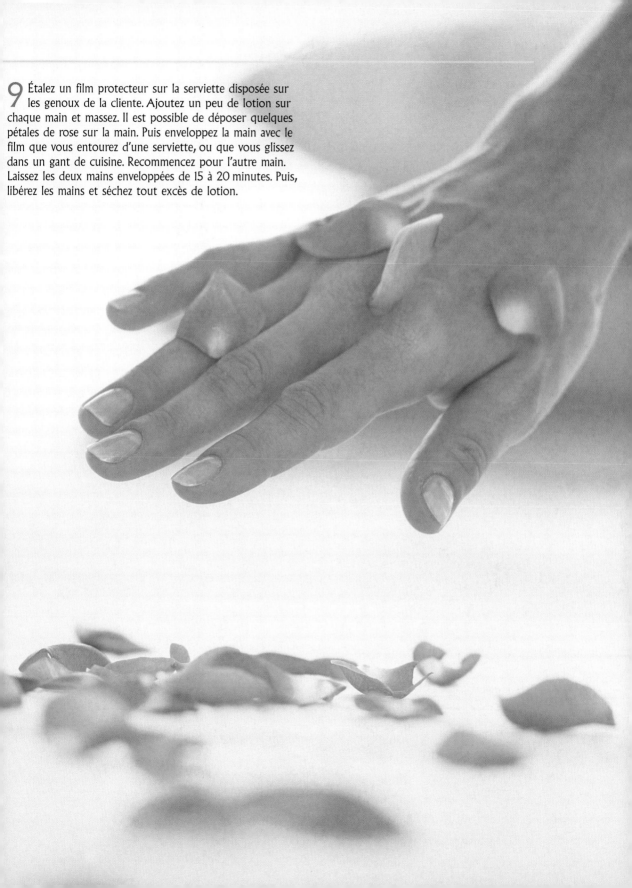

9 Étalez un film protecteur sur la serviette disposée sur les genoux de la cliente. Ajoutez un peu de lotion sur chaque main et massez. Il est possible de déposer quelques pétales de rose sur la main. Puis enveloppez la main avec le film que vous entourez d'une serviette, ou que vous glissez dans un gant de cuisine. Recommencez pour l'autre main. Laissez les deux mains enveloppées de 15 à 20 minutes. Puis, libérez les mains et séchez tout excès de lotion.

À BAS LA CELLULITE

La cellulite s'installe quand des toxines font gonfler les cellules de graisse qui sont prisonnières de la couche de tissu conjonctif sous la peau. Il en résulte l'effet de peau d'orange. Le massage peut aider à réduire l'apparition de cellulite en accélérant la circulation, à chasser les toxines et à augmenter l'élasticité du tissu conjonctif. La cellulite se place en général sur les cuisses, les fesses et les bras. Ce massage peut facilement s'adapter à chacune de ces régions. Utilisez un mélange composé de trois parts de lotion hydratante et d'une part d'hamamélis.

RÉDUCTION DE LA CELLULITE

Suivez ces conseils pour diminuer l'apparition de cellulite :
• Buvez 1 1/2 à 2 l d'eau par jour pour chasser les toxines.
• Évitez le café et ne fumez pas.
• Frottez fort et régulièrement le corps dans le bain ou la douche pour accélérer la circulation du sang au niveau de la peau.
• Faites régulièrement de l'exercice, au moins trois fois par semaine pour accélérer la circulation.

1 En alternant les mains, effectuez un massage MAINS EN COUPE, rapide et rythmé, sur toute la partie postérieure de la cuisse. La peau doit rougir légèrement indiquant que la circulation est stimulée dans cette région. Recommencez au moins 10 fois.

courbez vos mains et gardez les doigts joints

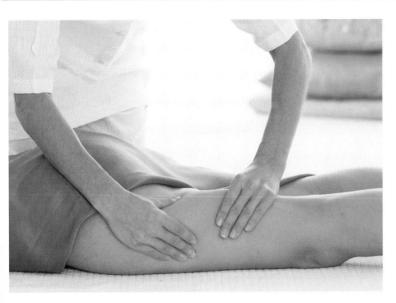

2 Effectuez le PÉTRISSAGE À DEUX MAINS sur la cuisse en saisissant et pressant la chair entre les doigts et le pouce d'une de vos mains, puis poussez l'autre main en avant pour commencer le pétrissage. Recommencez la séquence en appuyant fermement et en pétrissant la chair d'une main et de l'autre. Travaillez méthodiquement sur toute la zone.

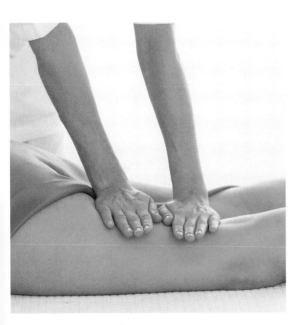

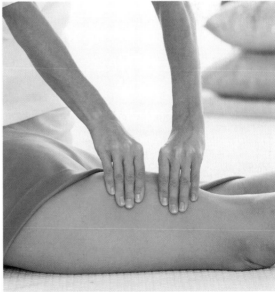

3 Effectuez le SOULÈVEMENT en deux étapes : placez vos deux mains à plat sur la partie postérieure de la cuisse, et avec les doigts joints appuyez en vous inclinant en avant pour augmenter l'intensité du mouvement.

4 Puis saisissez la chair entre les doigts et le pouce des deux mains et soulevez en pressant doucement. Recommencez les actions de pression et de soulèvement au moins 6 fois en prenant soin d'éviter le creux du genou.

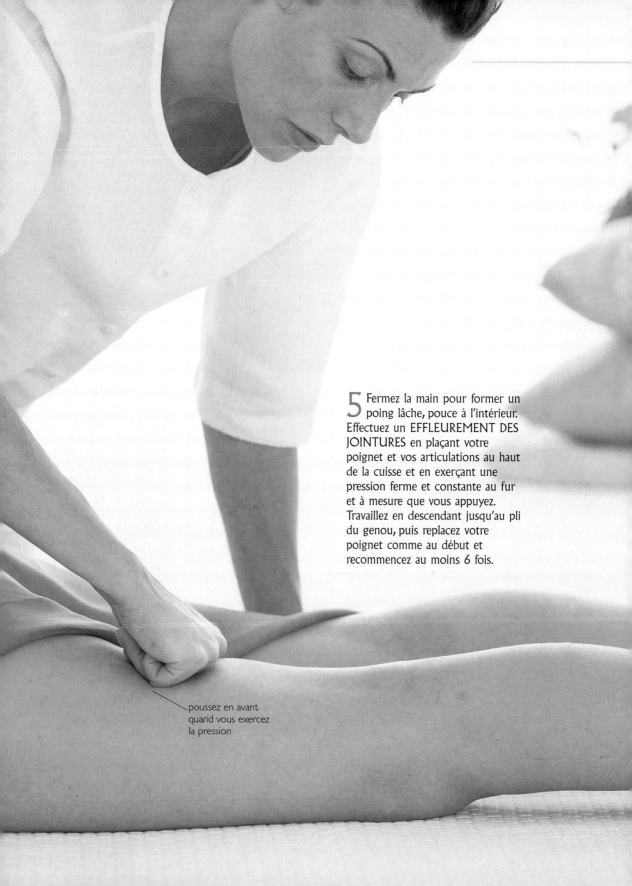

5 Fermez la main pour former un poing lâche, pouce à l'intérieur. Effectuez un EFFLEUREMENT DES JOINTURES en plaçant votre poignet et vos articulations au haut de la cuisse et en exerçant une pression ferme et constante au fur et à mesure que vous appuyez. Travaillez en descendant jusqu'au pli du genou, puis replacez votre poignet comme au début et recommencez au moins 6 fois.

poussez en avant quand vous exercez la pression

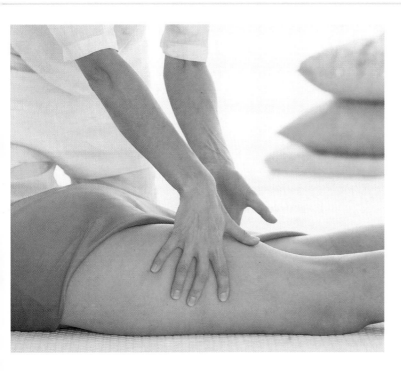

6 En ouvrant vos doigts, placez vos mains de chaque côté de la cuisse. Effectuez la SECOUSSE en poussant la cuisse d'arrière en avant d'une main à l'autre. Recommencez les étapes 1 à 6 sur l'autre cuisse.

AUTO-MASSAGE POUR CELLULITE

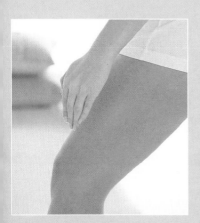

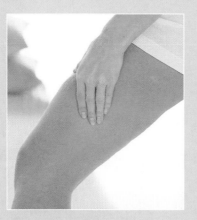

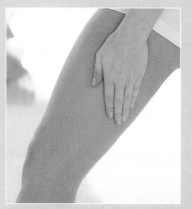

1 Effectuez le MASSAGE MAINS EN COUPE en tapotant votre main en coupe sur toute la région de la cuisse. Recommencez au moins 10 fois.

2 Effectuez le PÉTRISSAGE À UNE MAIN en poussant et pressant la chair entre vos doigts et pouce, puis relâchez. Travaillez la cuisse de haut en bas. Recommencez au moins 10 fois.

3 Placez votre main à plat contre votre cuisse et secouez en envoyant des vibrations. Secouez au moins 1 minute. Reprenez les étapes 1 à 3 sur l'autre cuisse.

PIEDS NUS DANS LE PARC

Un des traitements les plus appréciés de mon centre est ce programme de soins pour les pieds d'un luxe aussi exceptionnel que celui pour le visage. Il est composé d'un bain de pieds apaisant, d'un massage relaxant et d'un gommage. Pour finir, on applique un masque fait à partir d'un baume aux kiwis. Pour les massages des pieds ne prenez que peu d'huile ou lotion et comptez 45 minutes pour le traitement complet. Vous avez besoin d'une serviette et de deux feuilles de film protecteur assez larges pour envelopper chaque pied.

BAINS DE PIEDS RELAXANTS

Voici quelques recettes pour bains de pieds. Versez dans une cuvette assez d'eau pour couvrir les pieds.
• En cas de chevilles gonflées ou de rétention d'eau, ajoutez une poignée de feuilles de sauge et 3 gouttes d'huile essentielle de sauge.
• Pour un nettoyage et une sensation de fraîcheur, ajoutez 2 sachets ou 4 cuil. à c. de thé vert.

BAIN DE PIEDS À LA ROSE

Dans une cuvette, versez assez d'eau pour couvrir les pieds. (Pour la bonne température : 1 tasse d'eau bouillante et 3 tasses d'eau froide.)
• 1 poignée de pétales de rose
• 1 cuil. à c. de sel
• 3 gouttes d'huile essentielle de rose

Mélangez le tout.

GOMMAGE AU SEL

• 50 g de gros sel
• une quantité suffisante d'huile de pépins de raisin ou de tournesol pour couvrir le sel.

Mélangez le tout dans un bol.

MASQUE AUX KIWIS POUR LES PIEDS

• 3 kiwis frais écrasés au mixer ou avec une fourchette
• 3 cuil. à c. d'huile d'amandes douces, de pépins de raisin ou de tournesol

Mélangez le tout dans un bol.

1 Vérifiez la température de l'eau. Les pieds doivent tremper de 15 à 20 minutes. Puis séchez-les.

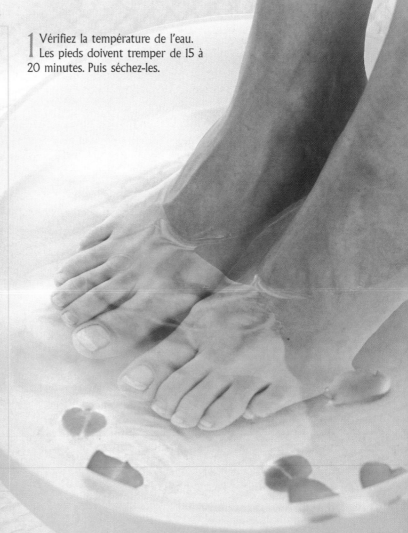

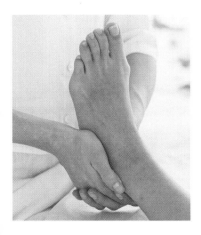

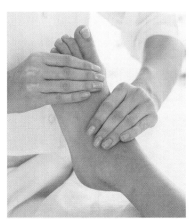

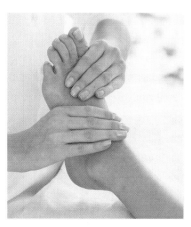

2 Croisez les doigts et bercez le talon dans vos mains. Exercez une pression avec le talon de la main en comptant jusqu'à 5, puis relâchez doucement. Recommencez plusieurs fois.

3 Prenez le pied en plaçant une main à la base des orteils et l'autre légèrement au-dessus. Pressez le pied entre les doigts et le pouce de chaque main.

4 En gardant vos doigts joints, tirez avec fermeté en pressant sur le pied vers le haut. Quand une main a terminé, reprenez avec l'autre comme si vous étiriez sans fin, un morceau de caramel.

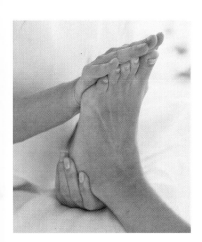

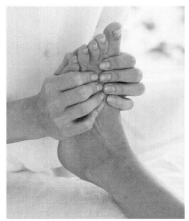

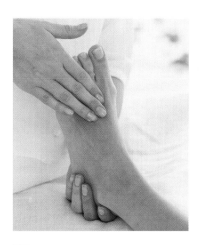

5 Soutenez le talon du pied dans une main et placez l'autre main doigts vers le haut sur la voûte plantaire. Poussez vers l'avant en étirant doucement le pied en comptant jusqu'à 5 puis lâchez et comptez jusqu'à 5. Recommencez plusieurs fois.

6 Prenez le pied à deux mains, en plaçant vos pouces l'un contre l'autre sur la zone charnue au-dessous des orteils. Effectuez le POUCE EN ÉVENTAIL en étirant la plante du pied tout en glissant vos pouces vers l'extérieur. Recommencez en descendant vers le bas du pied.

7 Soutenez le talon dans une main. Avec l'index et le majeur de l'autre main, suivez les tendons qui vont des orteils à la cheville en exerçant une pression modérée. Recommencez plusieurs fois.

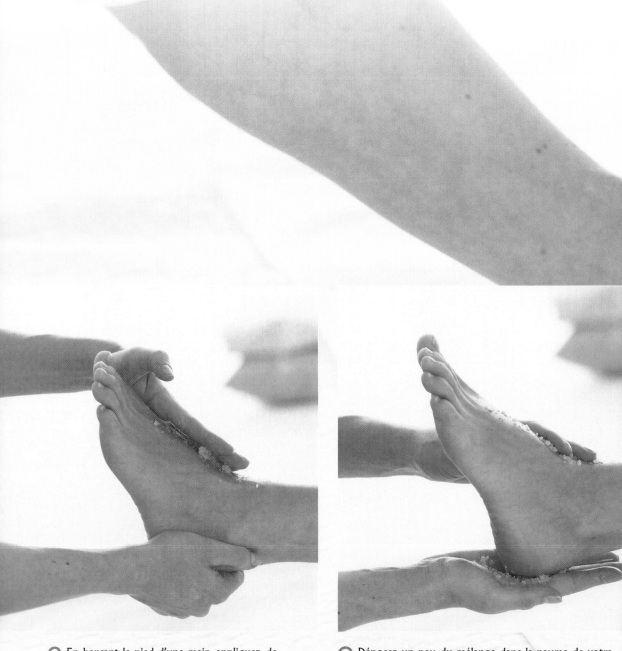

8 En berçant le pied d'une main, appliquez, de l'autre, un peu du mélange exfoliant au gros sel. La peau étant délicate, appliquez le mélange doucement en massant plutôt qu'en frottant.

9 Déposez un peu du mélange dans la paume de votre main et appliquez-le sur le talon en un mouvement circulaire. Frottez sur les zones dures ou calleuses, en variant la pression et la rapidité des mouvements si nécessaire. Rincez puis séchez le pied. Recommencez les étapes 1 à 9 sur l'autre pied.

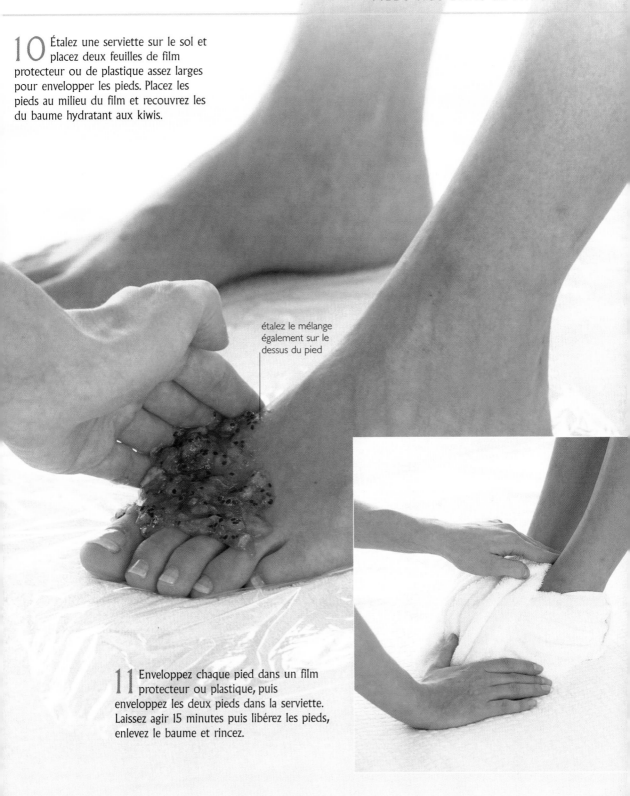

10 Étalez une serviette sur le sol et placez deux feuilles de film protecteur ou de plastique assez larges pour envelopper les pieds. Placez les pieds au milieu du film et recouvrez les du baume hydratant aux kiwis.

étalez le mélange également sur le dessus du pied

11 Enveloppez chaque pied dans un film protecteur ou plastique, puis enveloppez les deux pieds dans la serviette. Laissez agir 15 minutes puis libérez les pieds, enlevez le baume et rincez.

À CHAQUE SAISON, SON GOMMAGE

Se débarrasser des cellules mortes pour retrouver une peau douce et saine grâce à un massage doucement exfoliant. Gommer et polir la peau régulièrement aident l'élimination des taches sèches et squameuses et redonnent de l'éclat. Choisissez le gommage de saison parmi ceux proposés ci-dessous et adaptez le traitement à vos besoins. Concentrez-vous sur les régions particulièrement sèches comme les pieds, les coudes, les genoux ou massez tout le corps. À la fin du traitement, rincez et appliquez une lotion hydratante de votre choix.

PETITS SECRETS POUR LE GOMMAGE

- L'idéal est de faire un gommage toutes les deux semaines.
- Faites toujours un gommage avant d'appliquer un produit autobronzant en insistant sur les coudes, genoux ou tout endroit dur et calleux des pieds.
- **Ne faites pas** de gommage sur les parties atteintes d'acné car cela risque de faire une cicatrice.

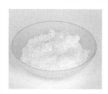

GOMMAGE D'HIVER
Le chauffage central dessèche la peau. Essayez ce mélange pour nourrir les peaux sèches et éliminer les taches.

- 125 g de sel
- 125 ml d'huile : amandes douces, pépins de raisin, tournesol
- 6 gouttes d'huile essentielle de menthe poivrée.

Mélanger le tout dans un bol.

GOMMAGE DE PRINTEMPS
Ce gommage au parfum d'orange dissout les cellules mortes et revitalise la peau en lui donnant un éclat sain et souple.

- 125 g de graines de pavot
- 125 ml d'huile : amandes douces, pépins de raisin, tournesol
- 5 gouttes d'huile essentielle d'orange.
Mélangez le tout dans un bol.

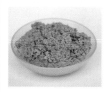

GOMMAGE D'ÉTÉ
L'enzyme active des fraises nettoie et fait briller la peau, alors que les flocons d'avoine agissent comme un agent polisseur.

- 250 g de flocons d'avoine
- 12 fraises mûres ou 3 kiwis écrasés.
- un peu d'eau

Mélangez l'avoine et les fruits dans un bol. Versez un peu d'eau jusqu'à ce que le mélange ait l'aspect d'une pâte épaisse.

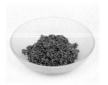

GOMMAGE D'AUTOMNE
La poudre de coques de noix broyées polit et affine la peau. Avant de les moudre, cassez-les en petits morceaux au moyen d'un marteau.

- 3 cuil. à s. de poudre de coques de noix ou 10 coques de noix moulues dans le moulin à café.
- 75 ml d'huile : amandes douces, pépins de raisin ou tournesol
- 5 gouttes d'huile essentielle de cannelle

Mélangez le tout dans un bol.

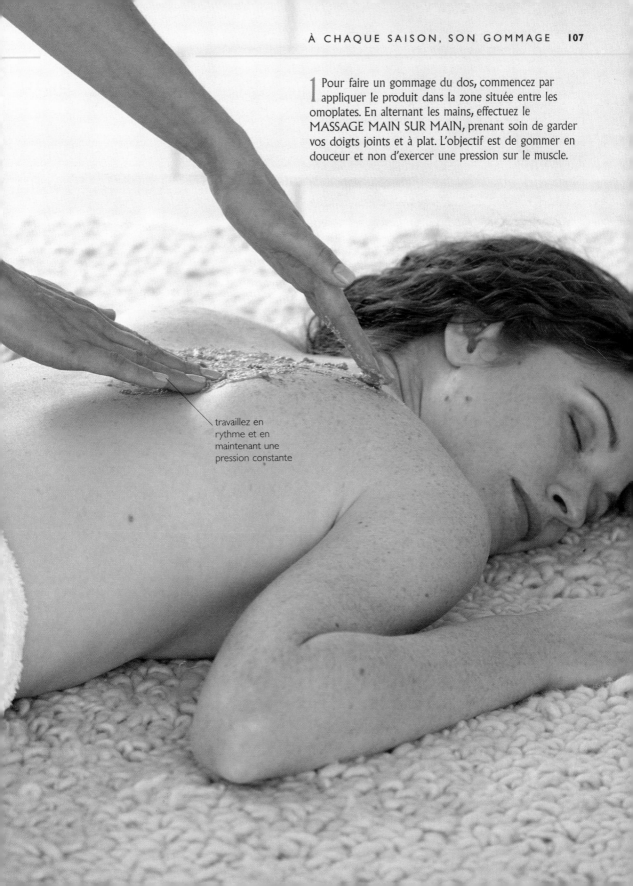

1 Pour faire un gommage du dos, commencez par appliquer le produit dans la zone située entre les omoplates. En alternant les mains, effectuez le MASSAGE MAIN SUR MAIN, prenant soin de garder vos doigts joints et à plat. L'objectif est de gommer en douceur et non d'exercer une pression sur le muscle.

travaillez en rythme et en maintenant une pression constante

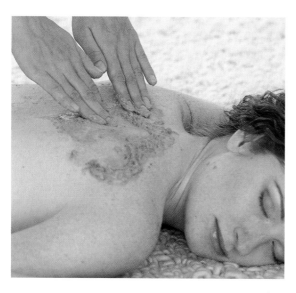

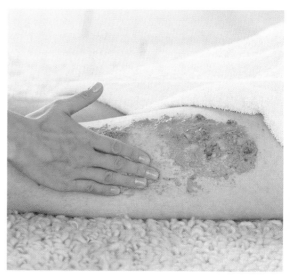

2 Avec quatre doigts travaillez le dos en transversale d'une épaule à l'autre avec de petits mouvements circulaires en pression modérée. Si la personne le souhaite, vous pouvez travailler tout le dos de cette manière.

3 Pour le gommage de la jambe, déposez un peu du mélange sur la partie postérieure de la cuisse et faites un EFFLEUREMENT LÉGER ET LONG avec une main. Répandez le mélange de manière uniforme sur toute la jambe en exerçant une pression modérée dans le massage.

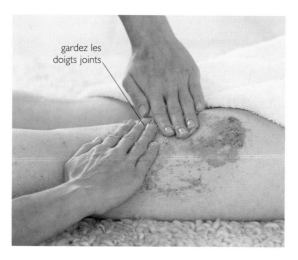

gardez les doigts joints

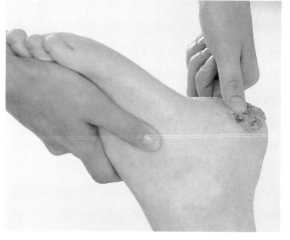

4 Placez une main légèrement au-dessus de l'autre sur la jambe, les doigts à plat et pointant vers l'intérieur. Faites le MASSAGE EN FORME DE V, en glissant vos mains vers l'extérieur, répétez le geste en parcourant la jambe de haut en bas. Reprenez les étapes 3 et 4 sur l'autre jambe.

5 Pour faire le gommage du pied, soutenez-le avec une main et appliquez un peu du mélange sur le talon avec l'autre. Travaillez tout autour de la région du talon en exerçant la PRESSION DU POUCE, en petits mouvements circulaires.

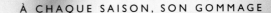

6 Appliquez un peu plus du mélange si nécessaire. Formez une coupe avec votre main autour du talon et exercez une pression tout en faisant circuler votre paume tout autour. Recommencez plusieurs fois.

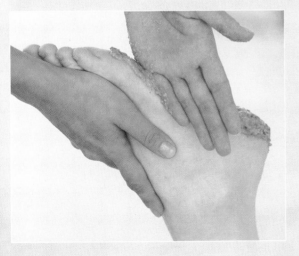

7 En soutenant toujours le pied avec une main, servez-vous de l'autre pour effectuer le mouvement de SCIE. Travaillez les bords du pied avec des mouvements rapides du tranchant de la main. Puis reprenez les étapes 5 à 7 pour faire le gommage sur l'autre pied.

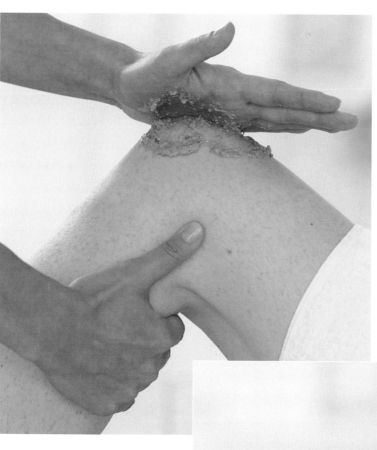

8 Pour un gommage du genou, faites plier la jambe et maintenez-la immobile d'une main tandis que de l'autre vous appliquez un peu du mélange. Exercez une pression accompagnée d'un mouvement circulaire comme si vous faisiez rouler une balle sous votre main.

9 Travaillez autour du genou en exerçant la PRESSION DU POUCE avec un mouvement circulaire. Rajoutez du mélange si besoin.

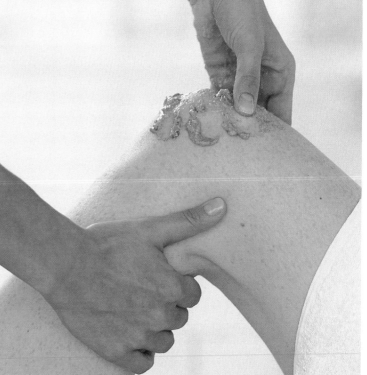

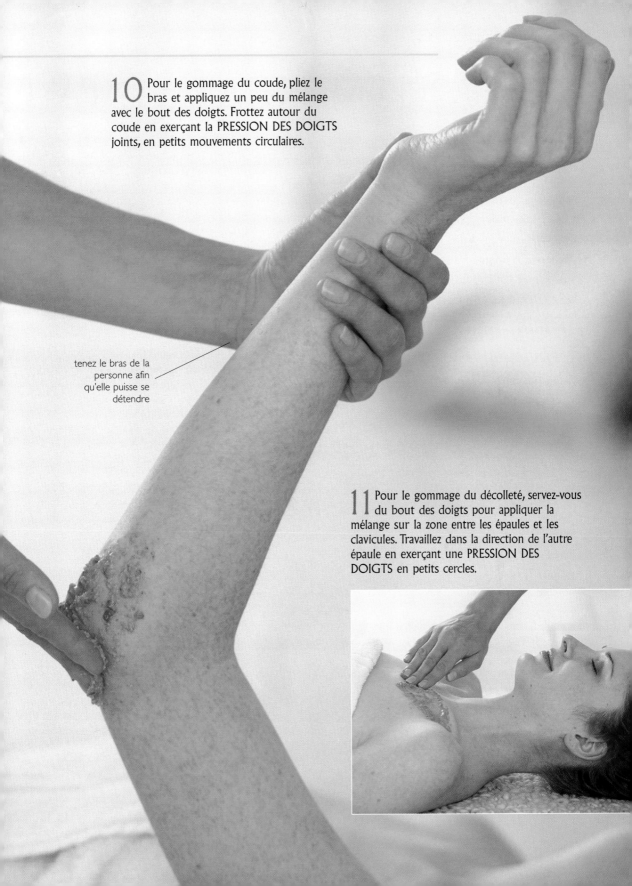

10 Pour le gommage du coude, pliez le bras et appliquez un peu du mélange avec le bout des doigts. Frottez autour du coude en exerçant la PRESSION DES DOIGTS joints, en petits mouvements circulaires.

tenez le bras de la personne afin qu'elle puisse se détendre

11 Pour le gommage du décolleté, servez-vous du bout des doigts pour appliquer la mélange sur la zone entre les épaules et les clavicules. Travaillez dans la direction de l'autre épaule en exerçant une PRESSION DES DOIGTS en petits cercles.

ENVELOPPEMENT À LA PAPAYE

Ce traitement extrêmement hydratant nourrit la peau et l'assouplit. L'enzyme de la papaye détruit les cellules mortes et permet à l'huile contenue dans le mélange de pénétrer de manière plus efficace pour restaurer l'équilibre d'hydratation de la peau. Vous pouvez substituer de la mangue ou de l'ananas à la papaye, tous ces fruits exotiques contiennent des enzymes précieux qui donnent à la peau douceur et éclat. Faites étendre la personne sur le dos, et qu'elle respire les arômes fruités en s'imaginant dans un paradis tropical.

L'ENVELOPPEMENT

Posez une couverture sur le sol, ajoutez-en une autre et étalez une serviette sur le dessus. Déroulez une feuille ou une nappe en plastique (côté brillant au-dessus) sur la serviette. Faites étendre la patiente et posez le mélange pour enveloppement. Repliez le bord supérieur du plastique pour éviter que le produit ne déborde, puis enveloppez le corps d'abord avec la feuille de plastique puis avec la serviette et rajoutez les couvertures.

MÉLANGE POUR ENVELOPPEMENT À LA PAPAYE

• 1 grosse papaye, râpée et écrasée à la fourchette, ou une belle mangue dont on ôte le noyau, coupée finement ou écrasée, ou 1 petit ananas épluché et coupé finement ou écrasé

• 75 ml d'huile : amandes douces, pépins de raisin ou tournesol pressée à froid

Mélanger le tout dans un bol.

Ajoutez :

• 2 couvertures et 1 serviette

• feuille ou nappe de plastique

• serviettes en surplus si besoin en cours de traitement et pour éponger l'excès du mélange.

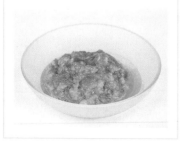

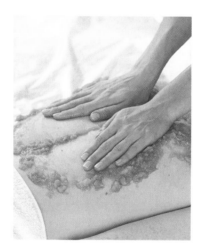

1 Faites étendre la personne sur le ventre sur la feuille de plastique, la tête au-dessus du plastique. En vous servant du massage BADIGEONNER, appliquez la moitié du mélange à enveloppement sur le dos et commencez par le dos. Placez vos mains à plat sur le corps et faites l'ÉVENTAIL pour répartir le mélange sur le corps sur la face postérieure des bras et des jambes.

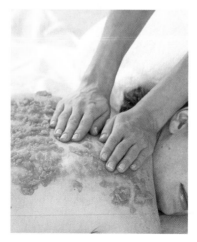

2 Placez vos mains à plat sur le dos et en gardant les doigts joints, effectuez avec douceur les COMPRESSIONS À PLEINE MAIN pour étaler le mélange uniformément et bien contre la peau. Commencez par le dos puis descendez sur les faces postérieures des jambes et des bras. Ne faites pas de compressions sur le dos des genoux et des coudes.

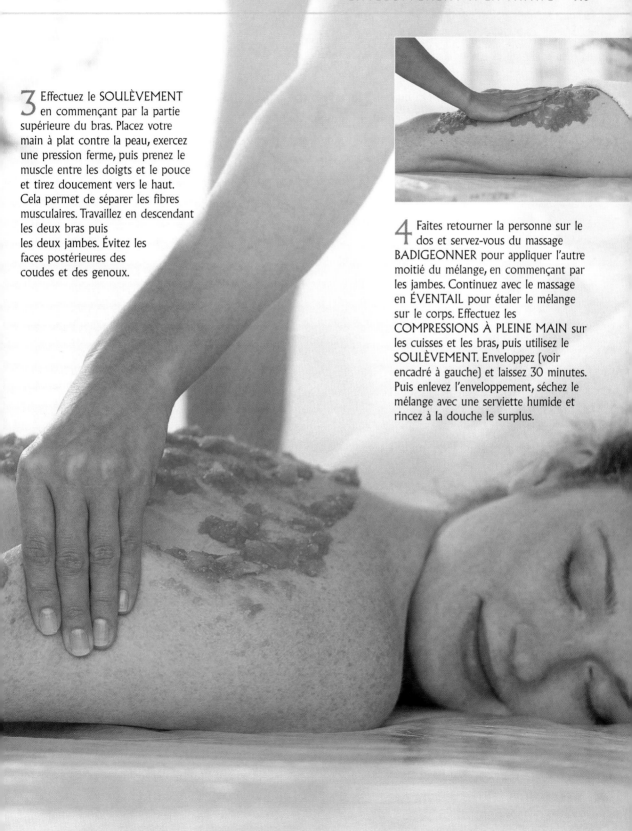

3 Effectuez le SOULÈVEMENT en commençant par la partie supérieure du bras. Placez votre main à plat contre la peau, exercez une pression ferme, puis prenez le muscle entre les doigts et le pouce et tirez doucement vers le haut. Cela permet de séparer les fibres musculaires. Travaillez en descendant les deux bras puis les deux jambes. Évitez les faces postérieures des coudes et des genoux.

4 Faites retourner la personne sur le dos et servez-vous du massage BADIGEONNER pour appliquer l'autre moitié du mélange, en commençant par les jambes. Continuez avec le massage en ÉVENTAIL pour étaler le mélange sur le corps. Effectuez les COMPRESSIONS À PLEINE MAIN sur les cuisses et les bras, puis utilisez le SOULÈVEMENT. Enveloppez (voir encadré à gauche) et laissez 30 minutes. Puis enlevez l'enveloppement, séchez le mélange avec une serviette humide et rincez à la douche le surplus.

ENVELOPPEMENT AU GINGEMBRE

Ce traitement en deux temps comprend un rapide massage de « surface » avec l'huile essentielle de cannelle qui accélère la circulation du sang et un enveloppement au gingembre qui est stimulant. La température générée par le procédé d'enveloppement ouvre les pores et favorise au maximum l'absorption du mélange. Avant le traitement, préparez des couvertures et une feuille de plastique (encadré p. 112). N'oubliez pas de replier le bord de la feuille de plastique pour éviter que le mélange au gingembre ne se répande.

ACCÉLÉRER LA CIRCULATION

L'enveloppement au gingembre est tonifiant et peut accélérer temporairement la circulation du sang. Vous pouvez aussi essayer les exercices suivants :
- Debout, levez les bras, secouez les mains pendant 10 à 15 secondes et rabaissez les bras détendus le long du corps.
- Prenez régulièrement des bains chauds.

HUILE DE MASSAGE À LA CANNELLE

Verser 5 gouttes d'huile essentielle de cannelle dans 10 ml d'huile d'amandes douces.

MÉLANGE POUR ENVELOPPEMENT AU GINGEMBRE

- 1 morceau de gingembre d'environ 15 cm que vous râpez finement à la main ou au mixer.
- 125 ml d'huile : amandes douces, pépins de raisin ou tournesol.
- Mélanger le tout dans un bol.

Ajoutez :
- 2 couvertures et 1 serviette
- une feuille ou nappe de plastique
- serviettes en supplément pour envelopper pendant le traitement et sécher l'excès du mélange.

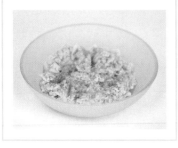

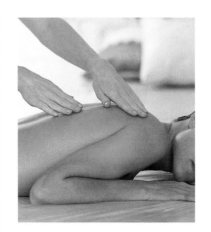

1 Frottez un peu d'huile de cannelle dans vos mains. La personne étant allongée sur le ventre, commencez par un léger et rapide MASSAGE MAIN SUR MAIN sur le dos. Au moment où vous terminez un massage et relevez la main, commencez au-dessus avec l'autre main. Puis placez vos mains à plat sur le haut du dos en effectuant l'ÉVENTAIL sur les côtés du torse puis sur le bas du dos.

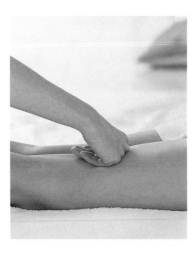

2 Dirigez-vous vers les pieds et en tenant un pied d'une main, effectuez le MASSAGE PAR JOINTURES en remontant sur l'arrière du mollet tout en exerçant une pression ferme. Allégez la pression en passant derrière le genou. Recommencez sur l'autre jambe puis faites tourner la cliente de l'autre côté et travaillez une jambe puis l'autre en effectuant un rapide et léger MASSAGE MAIN SUR MAIN.

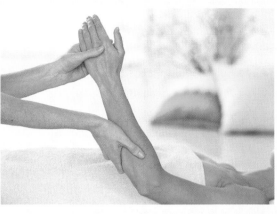

3 En tenant la main de la patiente dans une main, effectuez le PÉTRISSAGE À UNE MAIN sur tout le bras, en prenant et pressant la chair avec fermeté. Puis pétrissez l'autre bras. Ensuite, demandez-lui de s'asseoir et appliquez le mélange pour enveloppement au gingembre sur le dos avant qu'elle se rallonge.

4 Appliquez le mélange au gingembre sur les jambes en faisant plier le genou pour avoir accès au dessous de la jambe. Appliquez ensuite le mélange aux pieds, aux bras, et à l'abdomen en utilisant une combinaison de BADIGEONNER et massage en ÉVENTAIL. À la fin, enveloppez la personne (encadré p. 112). Laissez-la se reposer complètement au moins pendant 30 minutes. Puis, enlevez l'enveloppement, et épongez le mélange avec une serviette humide et rincez à la douche.

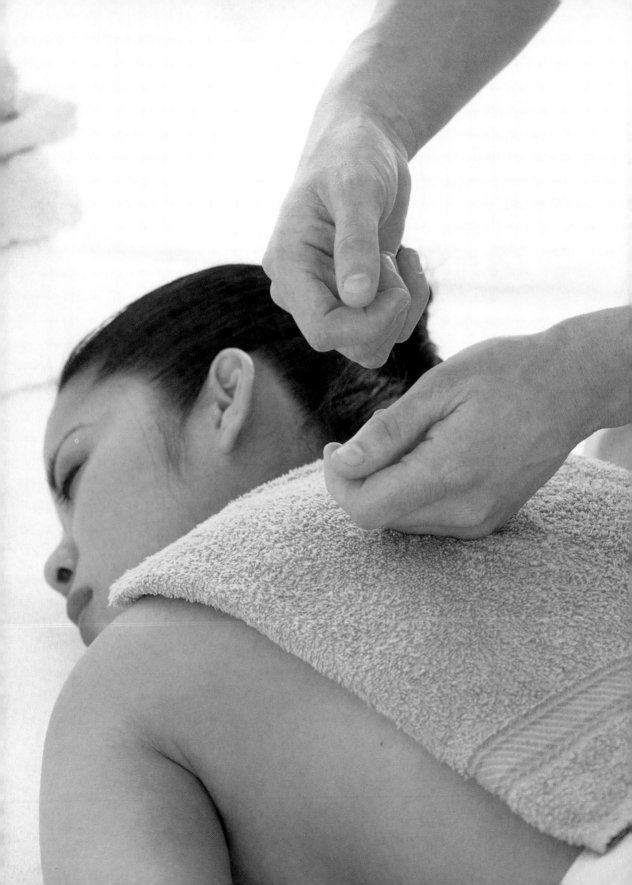

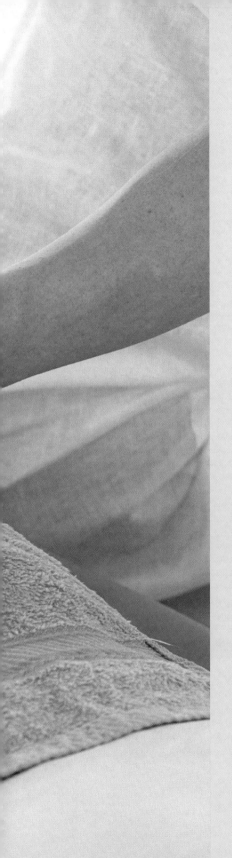

MASSAGES THÉRAPEUTIQUES

Le stress et les tensions sont à l'origine d'un grand nombre de nos problèmes de santé. Les massages thérapeutiques peuvent beaucoup aider à maintenir et améliorer santé et bien-être. Les méthodes que je vous propose ne sont pas seulement des méthodes de relaxation, elles offrent aussi les moyens d'utiliser les massages pour soulager maux de tête, nœuds de tension et douleurs du bas du dos, ainsi qu'une technique pour accélérer la réparation des muscles à la suite d'efforts sportifs répétés.

DÉBLOCAGE DES NŒUDS

Les nœuds dus à la tension se forment surtout dans les rhomboïdes (p. 8 et 9), muscles qui vont de la colonne vertébrale aux omoplates. Les parties très contractées du muscle ressemblent parfois à de petits cailloux et sont le résultat soit du stress soit de postures de travail comme taper sur un clavier. Ici, le nœud se trouve entre la colonne vertébrale de la personne et son omoplate droite. Servez-vous d'huile pour ce massage et exercez une forte pression sans causer de douleur. Travaillez chaque nœud jusqu'à ce que vous sentiez qu'il se défait. Avant de commencer, préparez une serviette chaude (p. 122).

TRAITEMENT DES NŒUDS DE TENSION

• Versez une poignée de sels d'Epsom dans l'eau du bain. Plongez-vous dans ce bain pour soulager les nœuds musculaires.
• Faites rouler une balle de tennis sous le nœud pour aider à le défaire.
• S'il y a plusieurs nœuds, terminez la dissolution d'un nœud avant de commencer de défaire le suivant.
• Faites le massage des p. 48 à 51 avant ce traitement.

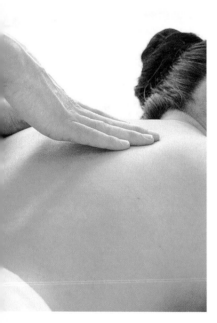

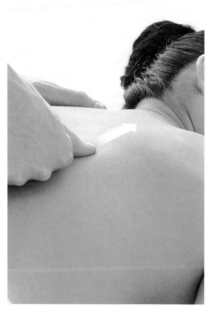

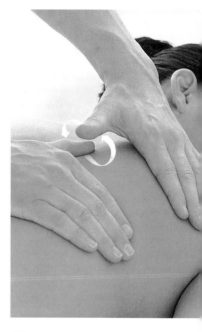

1 Commencez par un EFFLEUREMENT LÉGER ET LONG sur la zone affectée. Recommencez plusieurs fois en travaillant horizontalement autant que verticalement le long du muscle tout en augmentant peu à peu la pression pour arriver à un MASSAGE LONG ET PROFOND.

2 En vous concentrant sur la zone entre la colonne vertébrale et l'omoplate, effectuez le FROTTEMENT DU POUCE, en remontant les muscles qui longent la colonne vertébrale sur la droite. Recommencez plusieurs fois en exerçant une pression ferme et constante.

3 Travaillez ensuite les muscles en-dehors de la colonne vertébrale sur le côté en vous servant du MASSAGE POUCE SUR POUCE, en travers des fibres musculaires.

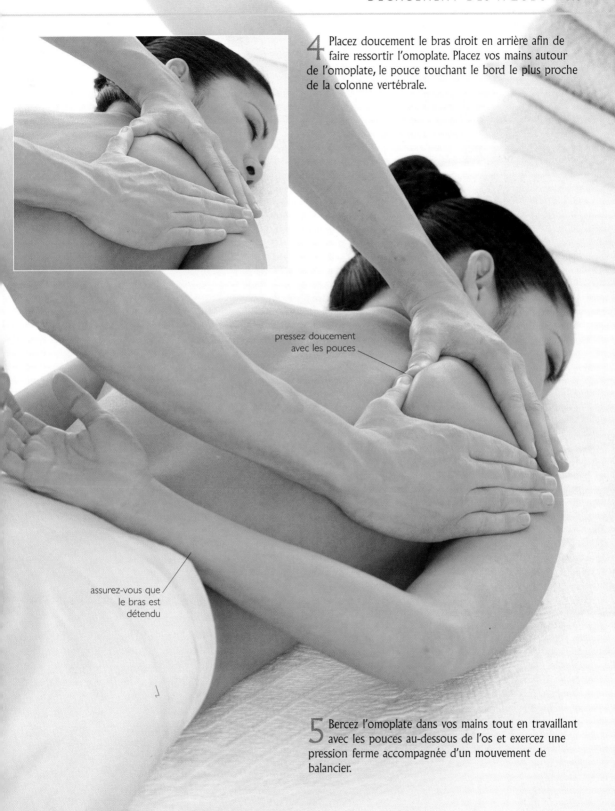

4 Placez doucement le bras droit en arrière afin de
faire ressortir l'omoplate. Placez vos mains autour
de l'omoplate, le pouce touchant le bord le plus proche
de la colonne vertébrale.

pressez doucement
avec les pouces

assurez-vous que
le bras est
détendu

5 Bercez l'omoplate dans vos mains tout en travaillant
avec les pouces au-dessous de l'os et exercez une
pression ferme accompagnée d'un mouvement de
balancier.

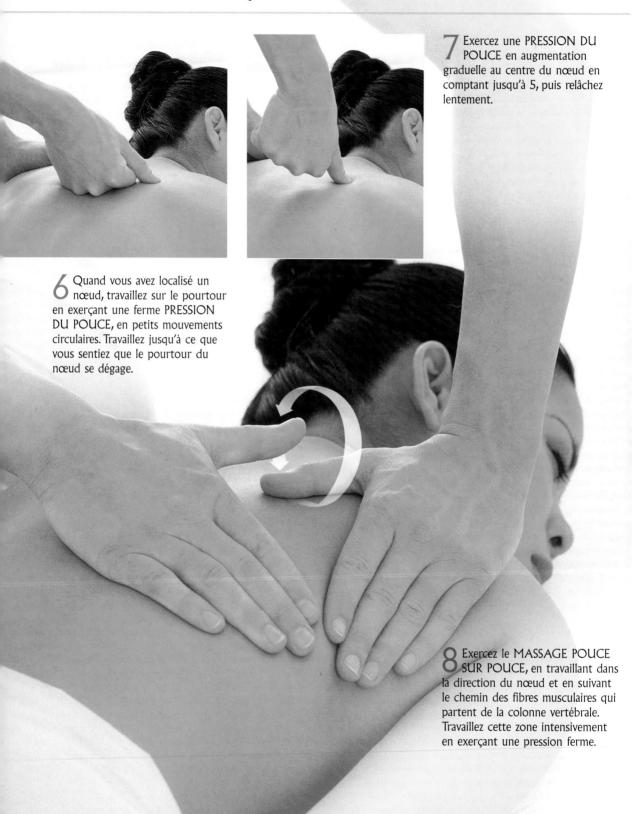

7 Exercez une PRESSION DU POUCE en augmentation graduelle au centre du nœud en comptant jusqu'à 5, puis relâchez lentement.

6 Quand vous avez localisé un nœud, travaillez sur le pourtour en exerçant une ferme PRESSION DU POUCE, en petits mouvements circulaires. Travaillez jusqu'à ce que vous sentiez que le pourtour du nœud se dégage.

8 Exercez le MASSAGE POUCE SUR POUCE, en travaillant dans la direction du nœud et en suivant le chemin des fibres musculaires qui partent de la colonne vertébrale. Travaillez cette zone intensivement en exerçant une pression ferme.

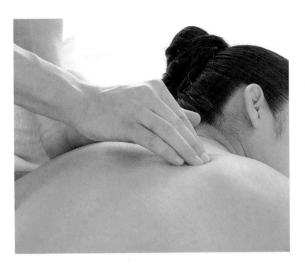

9 Placez vos doigts joints sur la zone nouée et exercez une pression ferme tout en secouant vos doigts pour créer une vibration. Continuez pendant 15 à 20 secondes. Recommencez autant de fois que nécessaire jusqu'à ce que vous sentiez que le nœud commence à céder.

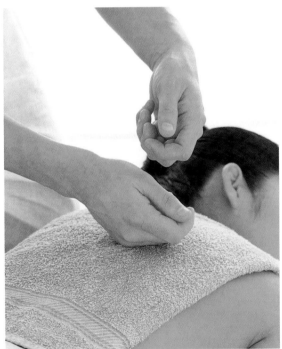

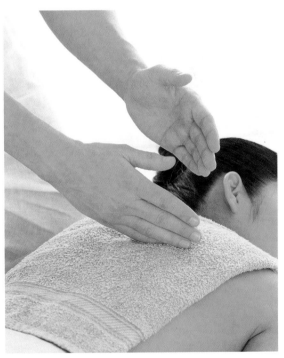

10 Placez une serviette chaude sur le dos, cela aide à assouplir le nœud et à détendre le muscle. Effectuez le PÉTRISSAGE en pressant fortement sur le nœud, en prenant soin de ne pas frapper directement sur la colonne.

11 Terminez avec le mouvement de PERCUSSION sur toute la zone affectée en variant le rythme et la pression si nécessaire. Enlevez la serviette et terminez en effectuant un EFFLEUREMENT LÉGER ET LONG sur toute la zone.

MASSAGE POUR LES SPORTIFS

Avant de pratiquer un sport, un bon massage prépare les muscles à l'activité en stimulant la circulation du sang ce qui permet d'éviter les douleurs et les crampes et parfois même les blessures. Après la pratique du sport, ce court massage soulagera les muscles fatigués et sera revigorant. Essayez de faire ce massage avec de l'hamamélis mélangé à 5 gouttes d'huile essentielle d'eucalyptus plutôt qu'avec de l'huile seule. Les muscles tendus se relâcheront si l'on applique une serviette chaude avant le massage (voir encadré).

SERVIETTE CHAUDE

Pour préparer une serviette chaude, mouillez-la, roulez-la puis mettez-la au micro-ondes 2 à 3 minutes. Déroulez-la, puis quand elle ne dégage plus de vapeur, placez-la sur la zone affectée. Ou bien, plongez une serviette dans le mélange 3 tasses d'eau froide et 1 tasse d'eau bouillante, essorez et appliquez.

Ne massez pas les régions enflées, douloureuses ou blessées.

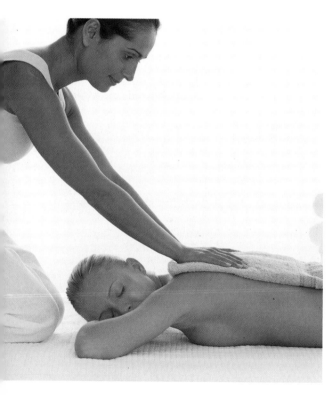

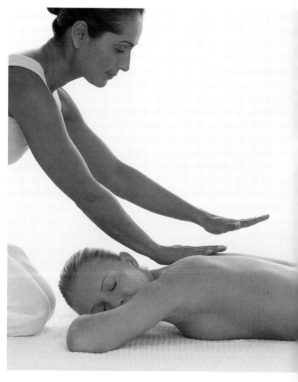

1 Commencez en couvrant le dos avec une serviette chaude pliée. Placez les deux mains à plat sur le haut du dos et exercez les COMPRESSIONS À PLEINE MAIN pour que la pression soit ferme. Penchez-vous en avant pour augmenter la pression. Recommencez en vous déplaçant vers le bas, puis retirez la serviette.

2 Effectuez des massages brefs et courts entre les omoplates en maintenant un bon rythme. Cela stimule la circulation du sang dans cette région et augmente la mobilité du cou et des épaules.

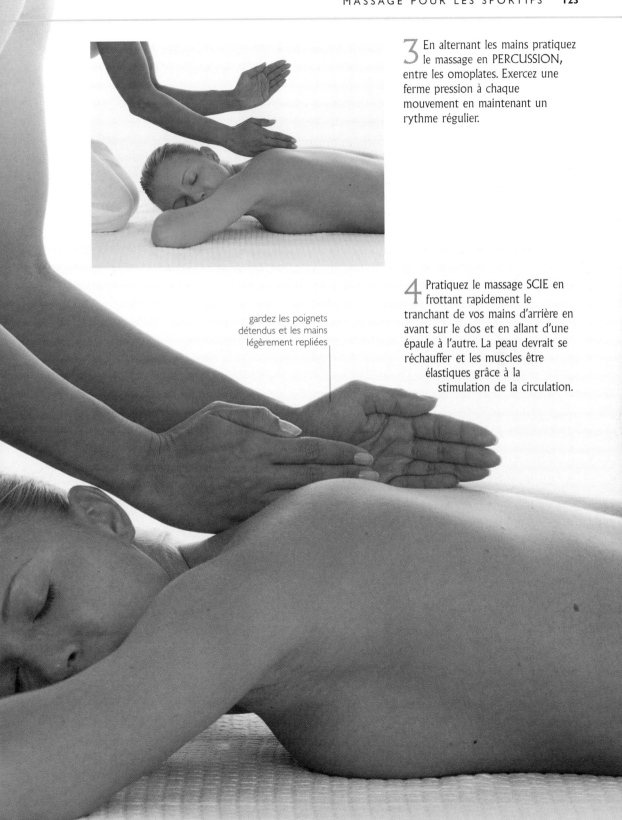

3 En alternant les mains pratiquez le massage en PERCUSSION, entre les omoplates. Exercez une ferme pression à chaque mouvement en maintenant un rythme régulier.

4 Pratiquez le massage SCIE en frottant rapidement le tranchant de vos mains d'arrière en avant sur le dos et en allant d'une épaule à l'autre. La peau devrait se réchauffer et les muscles être élastiques grâce à la stimulation de la circulation.

gardez les poignets détendus et les mains légèrement repliées

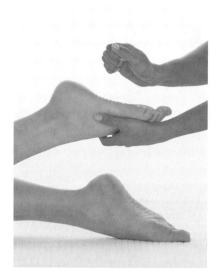

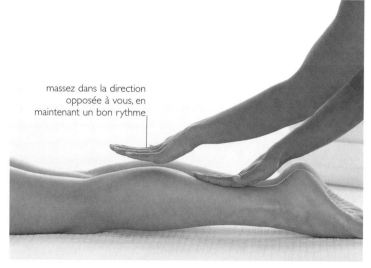

massez dans la direction opposée à vous, en maintenant un bon rythme

5 Rendez-vous aux pieds. Prenez un pied dans une main. Avec l'autre formez un poing souple et tapez en rythme sur la plante du pied. Recommencez sur l'autre pied.

6 Dirigez-vous vers les jambes et effectuez avec vivacité le MASSAGE MAIN SUR MAIN, en travaillant toute la jambe y compris les fesses. Remontez la jambe au moins 3 fois en veillant à ce que les gestes soient courts et rythmés et en gardant bien vos doigts joints.

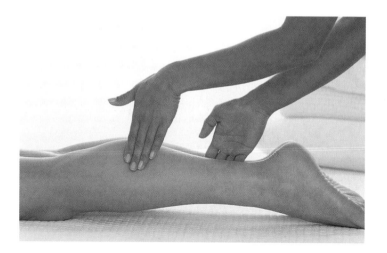

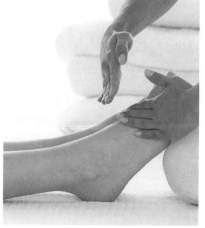

7 Placez une main d'un côté de la jambe au niveau de la cheville et l'autre de l'autre côté, un peu plus haut sur le mollet. Effectuez le BALANCEMENT, en poussant la jambe d'une main et en la rattrapant de l'autre. Utilisez assez de force pour bouger la jambe mais contrôlez votre mouvement. Recommencez en montant le long de la jambe. Puis reprenez les étapes 6 et 7 sur l'autre jambe.

8 Faites retourner la personne et en alternant vos mains, massez dans votre direction la cheville et les orteils. Maintenez une mesure rythmée et une pression ferme. Recommencez plusieurs fois.

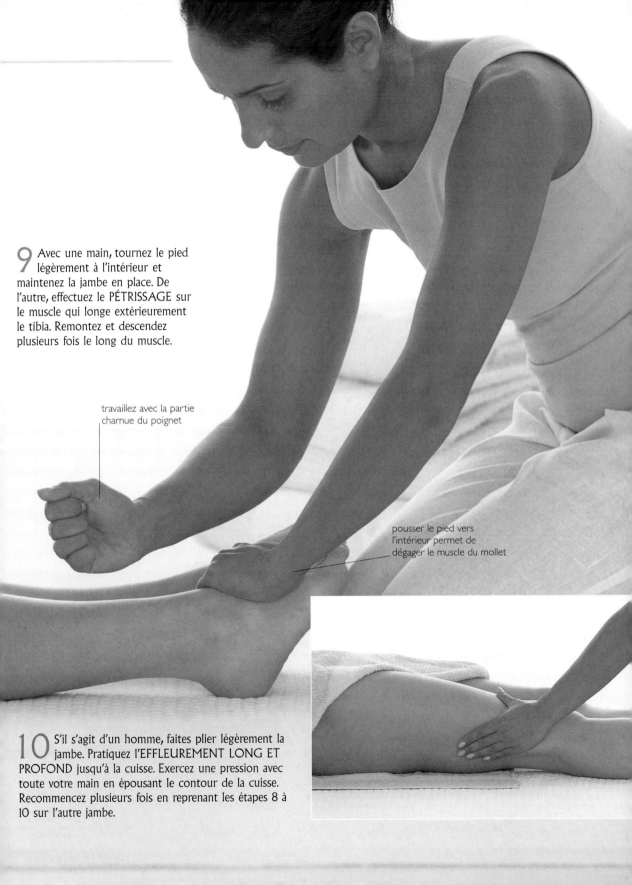

9 Avec une main, tournez le pied légèrement à l'intérieur et maintenez la jambe en place. De l'autre, effectuez le PÉTRISSAGE sur le muscle qui longe extérieurement le tibia. Remontez et descendez plusieurs fois le long du muscle.

travaillez avec la partie charnue du poignet

pousser le pied vers l'intérieur permet de dégager le muscle du mollet

10 S'il s'agit d'un homme, faites plier légèrement la jambe. Pratiquez l'EFFLEUREMENT LONG ET PROFOND jusqu'à la cuisse. Exercez une pression avec toute votre main en épousant le contour de la cuisse. Recommencez plusieurs fois en reprenant les étapes 8 à 10 sur l'autre jambe.

11 Pour masser les muscles abdominaux en toute sécurité, penchez-vous et placez votre main droite à plat sur un côté de l'abdomen. En moulant votre main droite sur le contour du corps, tirez fermement vers vous, en glissant jusqu'au sommet de l'abdomen. En même temps, glissez votre main gauche sur l'abdomen qui va prendre la place de la main droite.

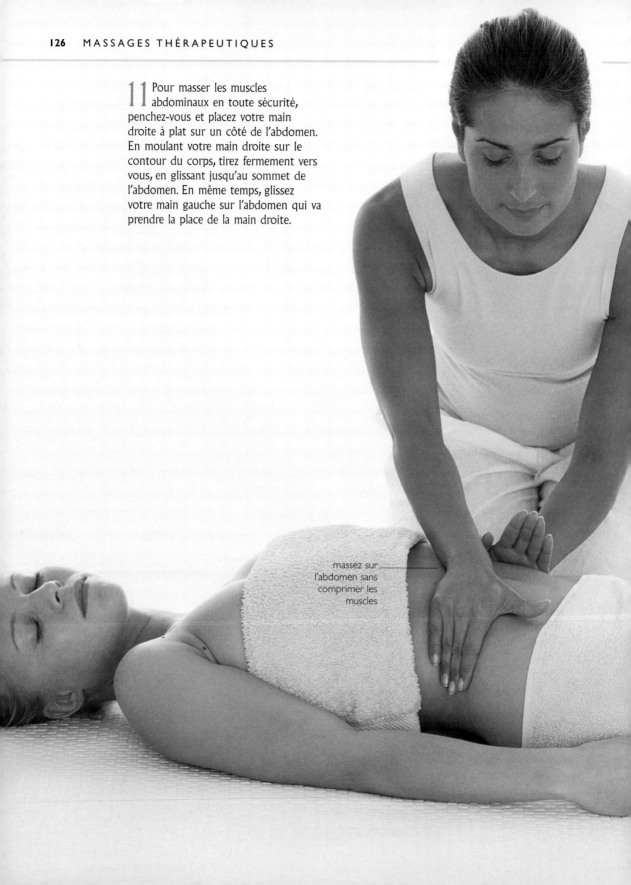

massez sur l'abdomen sans comprimer les muscles

12 Répétez le mouvement en tirant avec votre main gauche alors que votre main droite passe sur l'abdomen. Reprenez tout le mouvement au moins 3 fois.

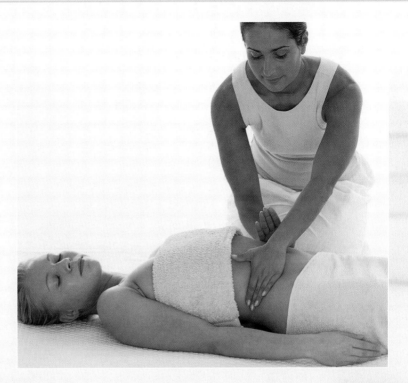

13 Effectuez le PÉTRISSAGE À UNE MAIN en remontant le bras jusqu'à l'épaule, en évitant l'intérieur du coude. Recommencez puis replacez le bras le long du corps. Terminez en pétrissant l'autre bras.

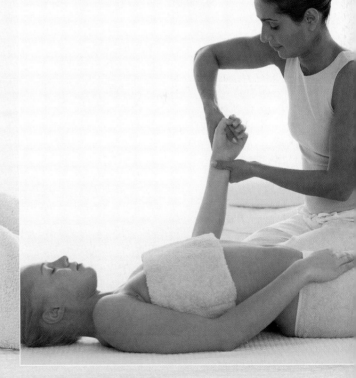

DRAINAGE LYMPHATIQUE

Le système lymphatique est un des systèmes dont dispose le corps pour se débarrasser de ses impuretés. Il filtre les déchets et les bactéries du sang. La circulation du système lymphatique est sous la dépendance des mouvements respiratoires et musculaires mais le massage le stimule également. Ne vous servez pas d'huile ou de lotion pour ce massage et exercez une pression très légère. Il s'agit de « balayer » les toxines en direction des nœuds lymphatiques situés au cou, à l'aisselle, aux coudes, à l'aine et aux genoux. Le traitement se compose de trois gestes essentiels tous effectués en direction des nœuds lymphatiques.

QUAND DRAINER ?
• Pour de meilleurs résultats, le massage devrait avoir lieu régulièrement, l'idéal serait une fois par semaine. Je le recommande aussi dans les cas de « gueule de bois ».
• Les symptômes d'un système lymphatique déficient sont : faiblesse du système immunitaire, imperfections et taches sur la peau, faiblesse respiratoire et odeurs corporelles. Un massage régulier peut réduire ces symptômes.

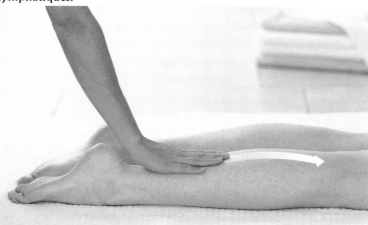

1 Pour commencer, la personne est allongée sur le ventre. Débutez par la cheville et effectuez en douceur un EFFLEUREMENT LÉGER ET LONG dans la direction du creux poplité du genou. Gardez vos doigts joints et votre main à plat.

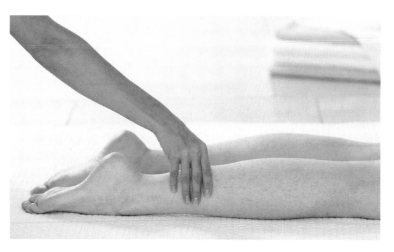

2 Placez votre main contre la cheville et effectuez des SOULÈVEMENTS : exercez une pression ferme pendant 3 à 4 secondes, puis saisissez la chair et pressez doucement tout en tirant vers le haut. Remontez le mollet en répétant ces mouvements. Arrivé au creux poplité, ramenez vos doigts en bas, à la cheville et recommencez les SOULÈVEMENTS en remontant la jambe encore 2 fois.

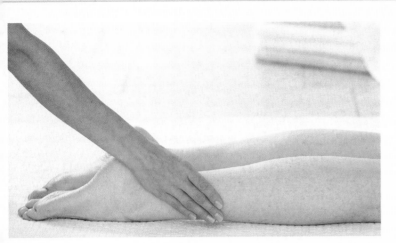

3 Reprenez à nouveau à la cheville et effectuez une version adaptée de PÉTRISSAGE À UNE MAIN : commencez par presser et tirer la chair entre le pouce et les doigts.

4 Au lieu de relâcher, amenez vos doigts vers le haut et donnez une petite secousse de la main en la retirant du corps comme pour « balayer » les toxines de la jambe. Recommencez le mouvement complet en remontant vers le genou. Puis ramenez vos doigts à la cheville et répétez le pétrissage encore 2 fois.

contrôlez avec votre poignet le mouvement de secousse

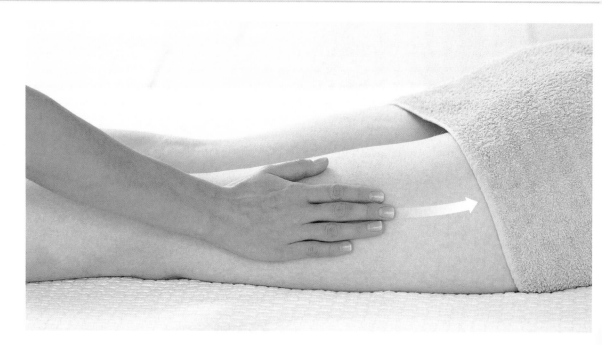

5 Dirigez-vous vers la face postérieure de la cuisse et reprenez les étapes 1 à 4 en commençant par le MASSAGE LÉGER ET LONG, puis effectuez les SOULÈVEMENTS et le PÉTRISSAGE. Travaillez, du genou jusqu'à la fesse, 3 fois chaque effleurement. Puis, reprenez tout le processus sur l'autre jambe.

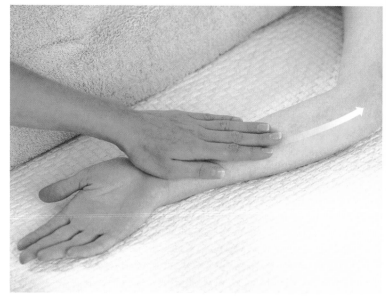

6 Dirigez-vous vers le bras et faites-le plier doucement afin que la paume soit face à vous et le bras bien à plat. Reprenez les étapes de 1 à 4 sur la partie antérieure de l'avant-bras en remontant jusqu'au coude 3 fois pour chaque massage. Faites la même chose sur la face antérieure du bras, en travaillant de l'intérieur du coude à l'épaule. Puis, reprenez tout le processus sur l'autre bras.

7 Faites tourner la personne sur le dos et
placez une serviette roulée ou un petit
coussin sous sa nuque pour son confort. En
commençant par la cheville, remontez vers le
genou en effectuant un EFFLEUREMENT
LÉGER ET LONG, des SOULÈVEMENTS et un
PÉTRISSAGE, chacun 3 fois. Reprenez cet
ensemble de 3 massages sur le mollet et la
cuisse de l'autre jambe, puis sur les avant-bras et
bras.

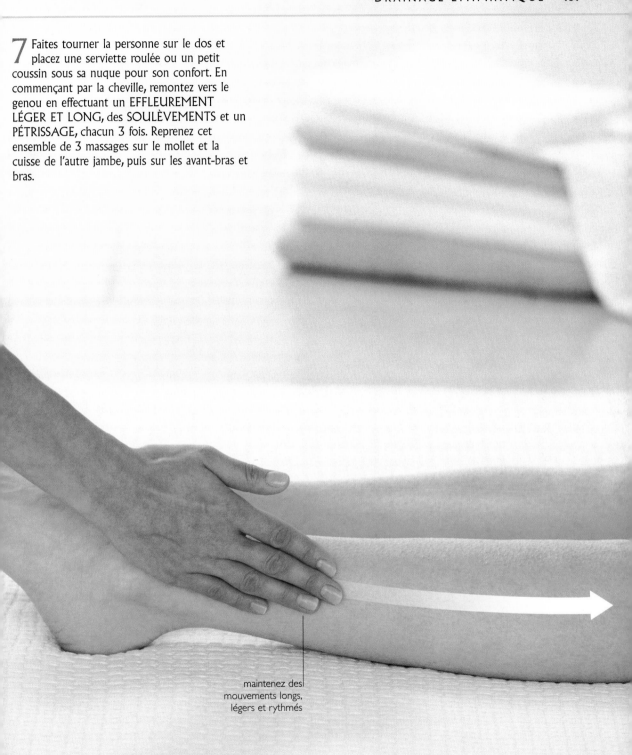

maintenez des
mouvements longs,
légers et rythmés

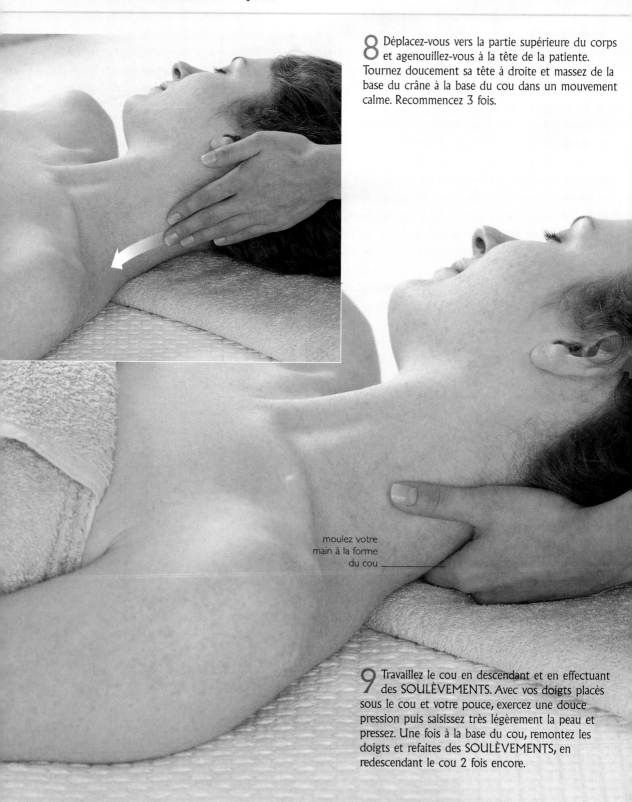

8 Déplacez-vous vers la partie supérieure du corps et agenouillez-vous à la tête de la patiente. Tournez doucement sa tête à droite et massez de la base du crâne à la base du cou dans un mouvement calme. Recommencez 3 fois.

moulez votre
main à la forme
du cou

9 Travaillez le cou en descendant et en effectuant des SOULÈVEMENTS. Avec vos doigts placés sous le cou et votre pouce, exercez une douce pression puis saisissez très légèrement la peau et pressez. Une fois à la base du cou, remontez les doigts et refaites des SOULÈVEMENTS, en redescendant le cou 2 fois encore.

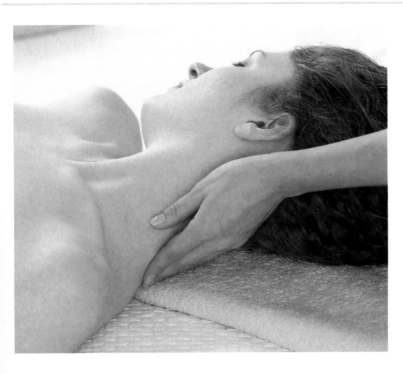

10 Pour finir, exercez la double action de balayage et secousse à la base du cou. Posez d'abord vos doigts en arrière du cou.

11 Faites de la main un mouvement de secousse vers le haut comme si vous brossiez les toxines. Recommencez ces massages de balayage et secousse en travaillant la base du cou. Ramenez les doigts à la base du crâne et reprenez en descendant encore 2 fois. Terminez en effectuant plusieurs longs mouvements de balayage à la base du cou. Puis faites tourner la tête vers la gauche et reprenez les étapes de 8 à 11 sur l'autre côté du cou. Terminez en replaçant doucement la tête au centre.

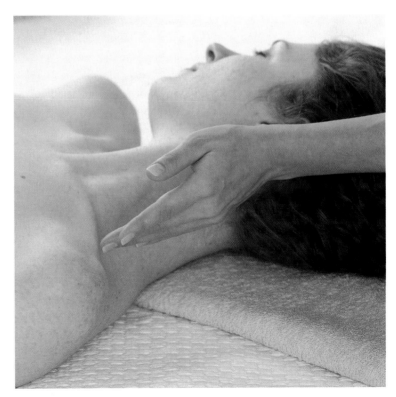

CHASSER LES MAUX DE TÊTE

Les maux de tête peuvent avoir diverses causes : tensions musculaires, réactions allergiques, problèmes hormonaux, strabisme, sinusites mais la cause la plus répandue est le stress. À cause d'emplois du temps surchargés, un grand nombre de gens éprouvent des élancements sur certains points de tension à la tête. Avant de faire ce massage, placez quelques glaçons dans une serviette. La fraîcheur soulage la douleur due au gonflement des vaisseaux sanguins qui appuient sur certains nerfs sensibles. Il n'est besoin ni d'huile ni de lotion.

SOIGNER SOI-MÊME SES MAUX DE TÊTE

• Certains aliments ou certains additifs peuvent être la cause de maux de tête. Essayez d'éliminer de votre alimentation les denrées suivantes puis réintroduisez-les plus tard graduellement : alcool, aspartame, caféine, chocolat, glutamate de sodium (MSG).

• Essayez de respirer profondément dans un sac en papier. Inspirer de l'air qui contient un niveau important de dioxyde de carbone favorise la détente.

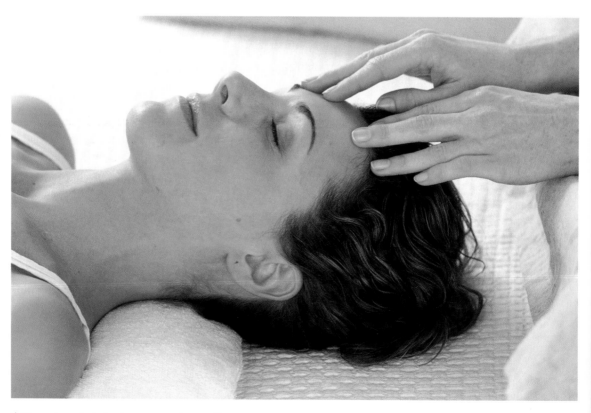

1 Placez le sachet de glaçons sous le cou. En alternant les mains, entamez une série de massages doux et rythmés en balayant le front des sourcils à la ligne des cheveux.

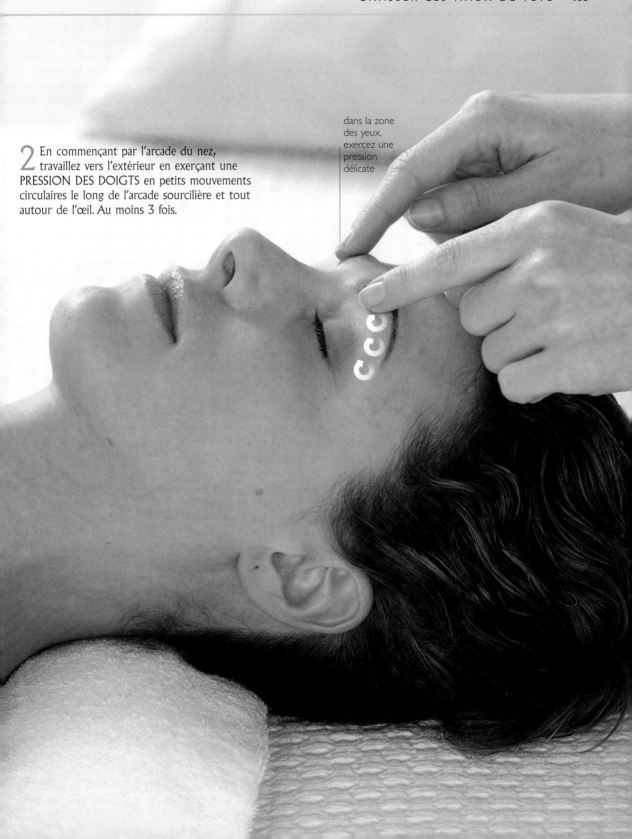

2 En commençant par l'arcade du nez, travaillez vers l'extérieur en exerçant une PRESSION DES DOIGTS en petits mouvements circulaires le long de l'arcade sourcilière et tout autour de l'œil. Au moins 3 fois.

dans la zone des yeux, exercez une pression délicate

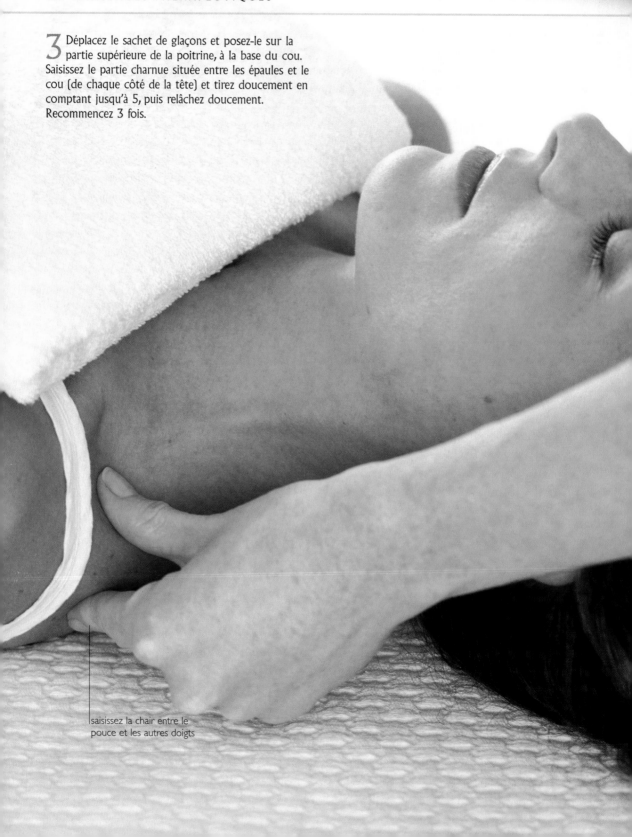

3 Déplacez le sachet de glaçons et posez-le sur la partie supérieure de la poitrine, à la base du cou. Saisissez le partie charnue située entre les épaules et le cou (de chaque côté de la tête) et tirez doucement en comptant jusqu'à 5, puis relâchez doucement. Recommencez 3 fois.

saisissez la chair entre le pouce et les autres doigts

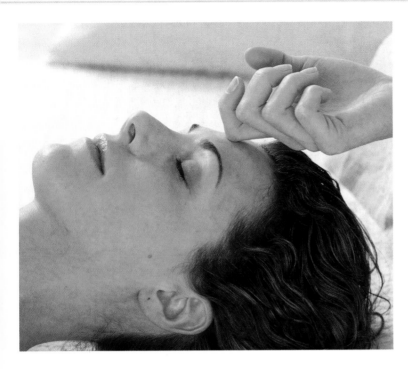

4 Servez-vous de l'articulation de votre index pour tapoter doucement le front. Travaillez légèrement et en rythme 10 fois.

AUTO-MASSAGE POUR MAUX DE TÊTE

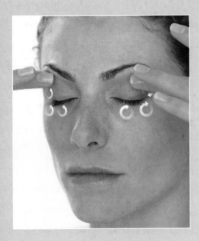

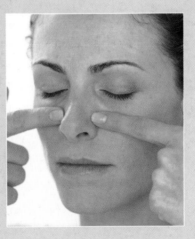

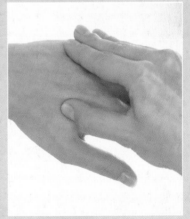

1 Avec le majeur et l'annulaire, travaillez le contour de l'orbite, en exerçant une PRESSION DES DOIGTS en petits gestes circulaires. Recommencez au moins 3 fois.

2 Exercez une PRESSION DES DOIGTS sur les points d'acupuncture de chaque côté des narines. Augmentez graduellement la pression en comptant jusqu'à 5 puis relâchez en comptant aussi jusqu'à 5.

3 Exercez une PRESSION graduelle du POUCE sur le point d'acupuncture à la base de l'index. Tenez en comptant jusqu'à 5 puis relâchez doucement. Ce point peut être douloureux.

SOULAGER LE BAS DU DOS

Presque tout le monde souffre un jour ou l'autre du bas du dos. La cause la plus commune est la faiblesse des muscles abdominaux qui obligent le dos à travailler davantage pour maintenir le corps droit. Avant de commencer le massage, vérifiez la façon dont la personne ressent la température de la pièce. Si elle a chaud, c'est signe que les muscles sont enflammés et que vous devrez maintenir une pression légère. Sinon, exercez une pression ferme en vérifiant qu'elle se sent à l'aise. Appliquer une serviette chaude (encadré p. 122) favorise la détente des muscles. Employez une huile ou une lotion pour ce massage.

POUR ÉVITER LES DOULEURS DU DOS
• Faites régulièrement de l'exercice et surveillez votre poids. Faites par exemple l'exercice de vous lever d'une chaise en maintenant les abdominaux.
• Protégez les stress du bas du dos en pliant les genoux quand vous devez soulever ou déplacer des objets lourds.

Ne jamais masser quelqu'un qui souffre de douleurs aiguës ou de douleurs qui descendent dans la jambe. Adressez cette personne à un médecin.

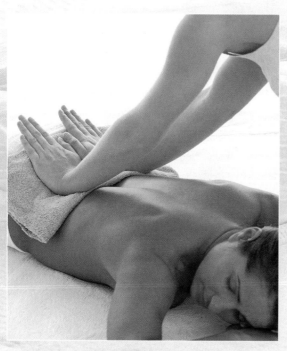

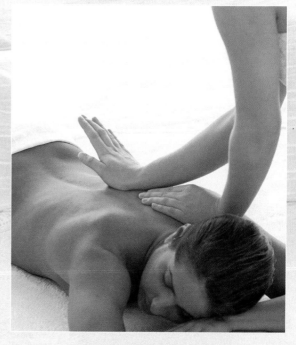

1 Placez une serviette chaude sur le bas du dos, et agenouillé à la tête de la personne, effectuez les COMPRESSIONS AVEC LE TALON DE LA MAIN à travers la serviette. Inclinez-vous en avant et exercez une pression ferme combinée avec un mouvement de secousse pour dénouer et détendre les muscles. Travaillez l'ensemble de la zone en utilisant cette technique au moins 1 minute, puis retirez la serviette.

2 Placez une main sur le haut du dos pour maintenir la peau immobile et pratiquez le MASSAGE TALON DE LA MAIN avec l'autre main. Allez jusqu'aux fesses, en vous inclinant en avant pour exercer une pression ferme. Recommencez plusieurs fois. Allégez la pression au-dessus des reins (partie étroite du dos) et évitez de masser directement sur la colonne vertébrale.

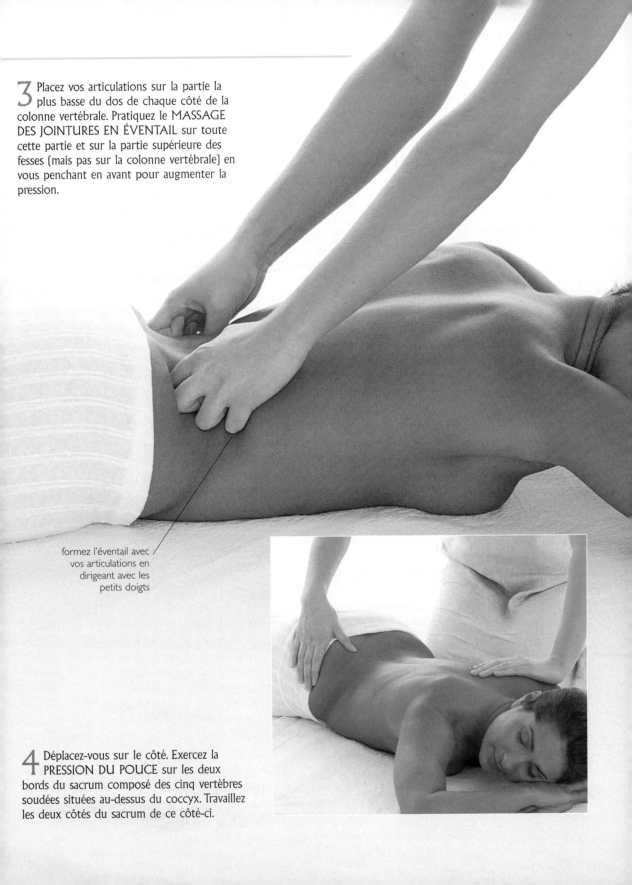

3 Placez vos articulations sur la partie la plus basse du dos de chaque côté de la colonne vertébrale. Pratiquez le MASSAGE DES JOINTURES EN ÉVENTAIL sur toute cette partie et sur la partie supérieure des fesses (mais pas sur la colonne vertébrale) en vous penchant en avant pour augmenter la pression.

formez l'éventail avec vos articulations en dirigeant avec les petits doigts

4 Déplacez-vous sur le côté. Exercez la PRESSION DU POUCE sur les deux bords du sacrum composé des cinq vertèbres soudées situées au-dessus du coccyx. Travaillez les deux côtés du sacrum de ce côté-ci.

5 Utilisez le tranchant de vos mains pour faire le massage en SCIE sur toute la zone. Vous devriez noter une légère rougeur, indication que la circulation du sang de cette zone est stimulée.

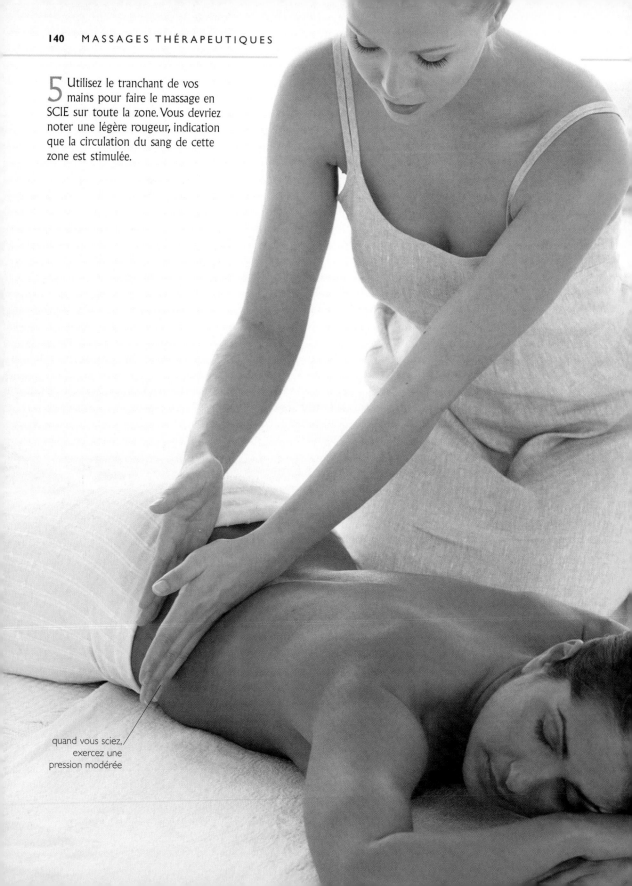

quand vous sciez, exercez une pression modérée

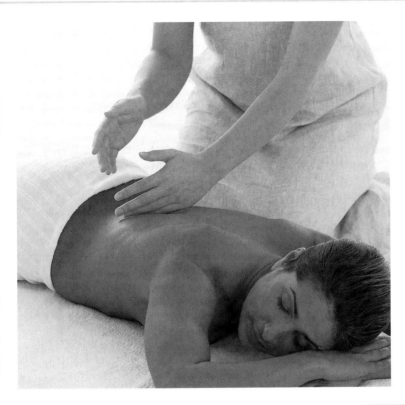

6 Recourbez légèrement vos mains, détendez vos doigts et vos poignets, et faites le massage en PERCUSSION sur la partie la plus basse du dos et sur le haut des fesses. Maintenez un mouvement rythmé. Cela produit des vibrations à travers la région et a un effet apaisant.

7 Passez au-dessus de la personne pour travailler le côté opposé du dos et, en gardant vos mains à plat, effectuez de LONGS ET PROFONDS EFFLEUREMENTS en travaillant les fibres musculaires transversalement à partir de la colonne vertébrale. Exercez une pression ferme en comprimant le muscle et en le « repassant ». Puis déplacez-vous et recommencez le massage sur l'autre côté.

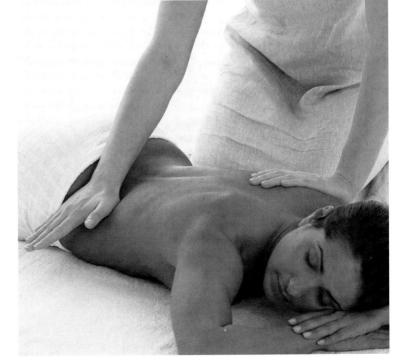

BONNE NUIT !

Des massages lents et rythmés ont une influence sur le système nerveux : ils calment les symptômes de tensions dues au stress en détendant les muscles et en ralentissant le rythme cardiaque. Ce massage ne prend pas plus de 15 minutes et ne nécessite ni huile ni lotion à l'exception d'une goutte d'huile essentielle derrière les oreilles. Je conseille la lavande pour ses propriétés sédatives et calmantes. Vous pouvez aussi placer un sachet d'herbes sous votre oreiller, le parfum des arômes favorise l'apaisement avant le sommeil.

CONSEILS EN CAS DE TROUBLES DU SOMMEIL

Si vous avez souvent des difficultés pour dormir :
• Éviter, thé, café et toute boisson contenant de la caféine au moins 5 heures avant l'heure du coucher.
• Faites au moins 20 minutes d'exercice par jour.
• Assurez-vous que votre chambre est bien aérée.
• Au lit, ne prenez pas vos repas, ne travaillez pas et ne regardez pas la télévision.

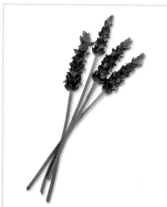

SACHET D'HERBES AROMATIQUES
• 1 gousse de vanille
• 1 tige de lavande fraîche ou séchée
• un mouchoir en coton ou en lin
• un morceau de ruban ou de cordelette

Placez le tout dans le mouchoir et repliez-le en forme de sachet. Fermez-le avec le ruban ou la cordelette. Vous pouvez aussi simplement verser une goutte d'huile essentielle de vanille ou de lavande sur votre oreiller avant de vous mettre au lit.

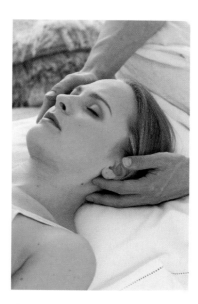

1 Appliquez une goutte d'huile essentielle de lavande derrière chaque oreille, loin des yeux. Effectuez une douce PRESSION DES DOIGTS en petits mouvements circulaires.

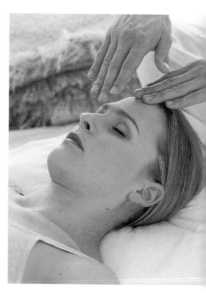

2 Massez doucement le front en allant des sourcils à la ligne des cheveux avec une main puis l'autre, main sur main dans un mouvement rythmé.

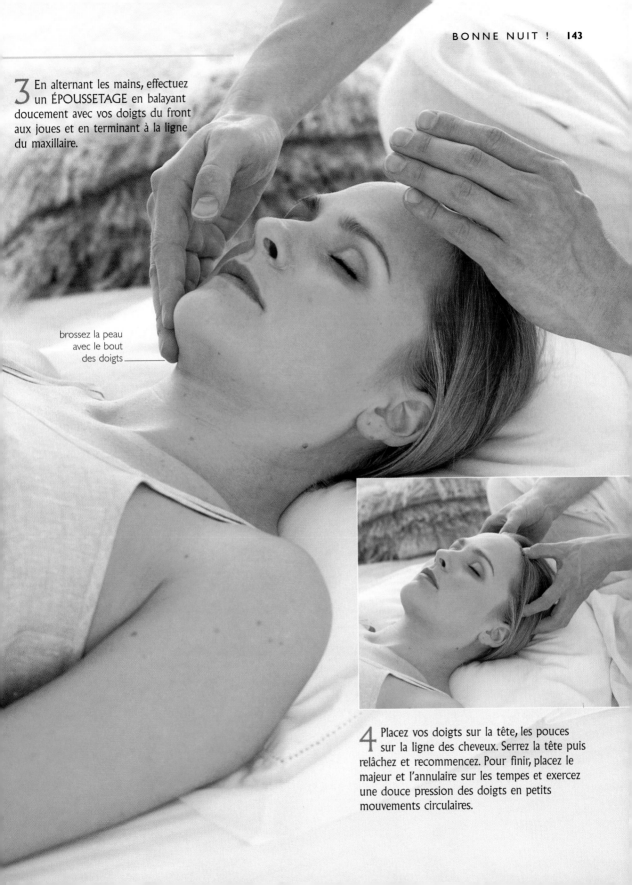

3 En alternant les mains, effectuez un ÉPOUSSETAGE en balayant doucement avec vos doigts du front aux joues et en terminant à la ligne du maxillaire.

brossez la peau avec le bout des doigts

4 Placez vos doigts sur la tête, les pouces sur la ligne des cheveux. Serrez la tête puis relâchez et recommencez. Pour finir, placez le majeur et l'annulaire sur les tempes et exercez une douce pression des doigts en petits mouvements circulaires.

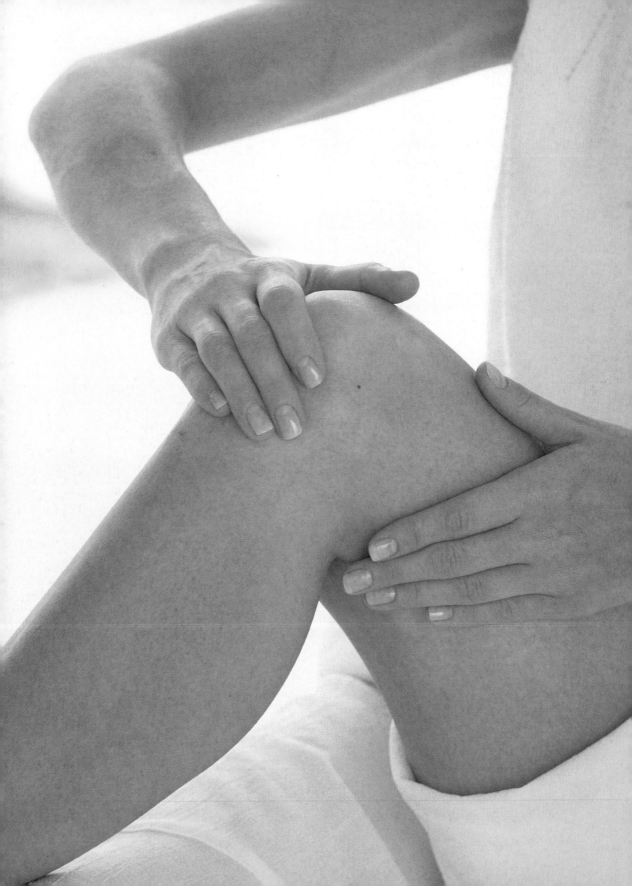

AUTO-MASSAGES LES PLUS COURANTS

Jusqu'ici j'ai indiqué comment donner un massage efficace et agréable. Voici maintenant des indications pour apaiser et détendre votre propre corps avec de simples auto-massages. C'est l'occasion d'expérimenter différents massages et de prendre conscience de la sensation que vous transmettez quand vous-même massez quelqu'un d'autre. Les exemples présentés ici vous soulageront mais ils seront aussi un excellent prétexte pour vous occuper de vous-même.

POUR SOULAGER LA FATIGUE DES PIEDS

Quand on marche ou que l'on se tient debout, tout le poids du corps repose sur une très petite surface : la plante des pieds. Des problèmes aux pieds peuvent affecter d'autres régions du corps comme les genoux ou les hanches. Après une longue journée debout, si vous souffrez de douleurs ou de crampes, prenez dix minutes pour faire ce massage courant. Il est extraordinairement apaisant mais en plus, il redonne la souplesse, renforce les muscles de la voûte plantaire et stimule la circulation. Huile ou lotion sont facultatifs.

MASSAGE AUX BILLES

Déposez une poignée de billes sur le sol. Asseyez-vous sur une chaise et posez un pied sur les billes. Appuyez doucement tout en faisant rouler votre pied sur les billes. Cela stimule les points de réflexologie tout en massant les nombreux muscles de la plante des pieds.

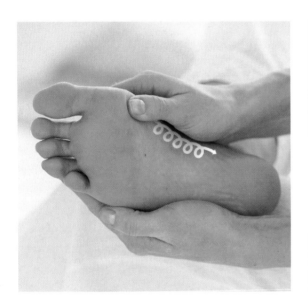

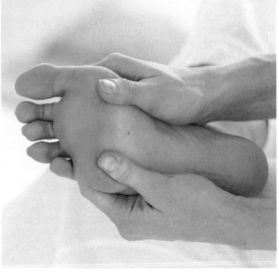

1 Asseyez-vous et croisez une jambe sur votre genou. Posez votre pied dans une main et avec l'autre exercez une PRESSION DU POUCE EN TIRE-BOUCHON sur le pourtour de la plante du pied en mouvement circulaire. Recommencez plusieurs fois.

2 Bercez votre pied entre vos mains et placez les deux pouces juste au-dessous des orteils. Effectuez le POUCES EN ÉVENTAIL, en glissant vos pouces vers l'extérieur jusqu'aux bords de chaque pied et étirez en ouvrant la plante du pied. Répétez en travaillant tout le pied.

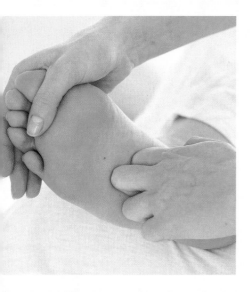

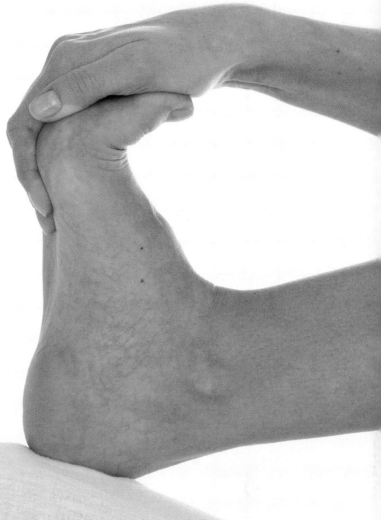

3 En calant la partie supérieure du pied avec une main, effectuez le massage par JOINTURES sur la voûte plantaire. Cela étire et renforce les muscles tout en soulageant les tensions.

4 Posez le pied sur le genou et empoignez la partie supérieure. Tirez-le vers l'arrière en recourbant vos orteils et en étirant votre pied. Relâchez et recommencez plusieurs fois.

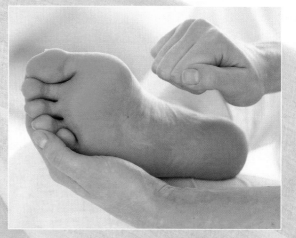

5 Tenez votre pied dans une main et de l'autre fermez le poing. Terminez le massage en frappant avec les articulations sur la plante du pied. Recommencez l'ensemble du massage sur l'autre pied.

CRAMPES AUX JAMBES

Les personnes qui passent beaucoup de temps debout ou qui portent des talons aiguilles se plaignent souvent de crampes dans les jambes. Ce massage procure un soulagement immédiat car il apaise, détend les muscles tout en accélérant la circulation. J'enseigne ces massages surtout aux gens qui prennent souvent l'avion afin qu'ils puissent maintenir une bonne circulation du sang au cours du vol et éviter les risques de thrombose veineuse. Un massage régulier des jambes peut éviter l'apparition des varices. Ce massage se fait assis par terre ou sur une chaise. Huile ou lotion sont facultatifs.

ÉVITER LES CRAMPES DANS LES JAMBES
• Faites de l'exercice régulièrement au moins 3 fois par semaine pour activer la circulation.
• Si vous avez un travail sédentaire, faites des pauses régulières, levez-vous, étirez-vous ou faites une petite marche.
• Si vous êtes debout le plus souvent, portez des chaussures plates qui soutiennent la voûte plantaire.

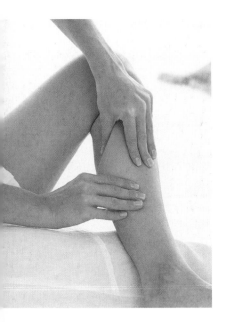

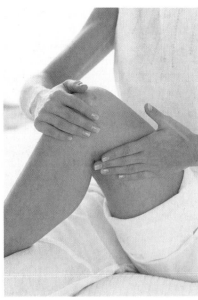

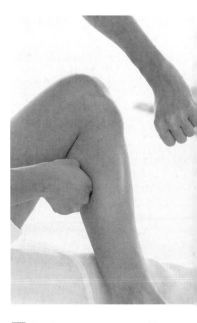

1 Croisez une jambe sur l'autre : commencez en haut du mollet et en alternant les mains, pétrissez la jambe en descendant. Saisissez et pressez le muscle avec une main, puis relâchez-le en le reprenant avec l'autre main. Recommencez en travaillant le mollet de bas en haut.

2 Placez une main sur le devant du genou pour maintenir votre jambe immobile. En commençant juste au-dessus du genou, saisissez la chair entre les doigts et le pouce de l'autre main. Pressez, relâchez puis comprimez en pressant contre l'os. Travaillez votre cuisse jusqu'à la hanche.

3 En alternant les mains, effectuez le pétrissage d'un côté de votre cuisse puis de l'autre.

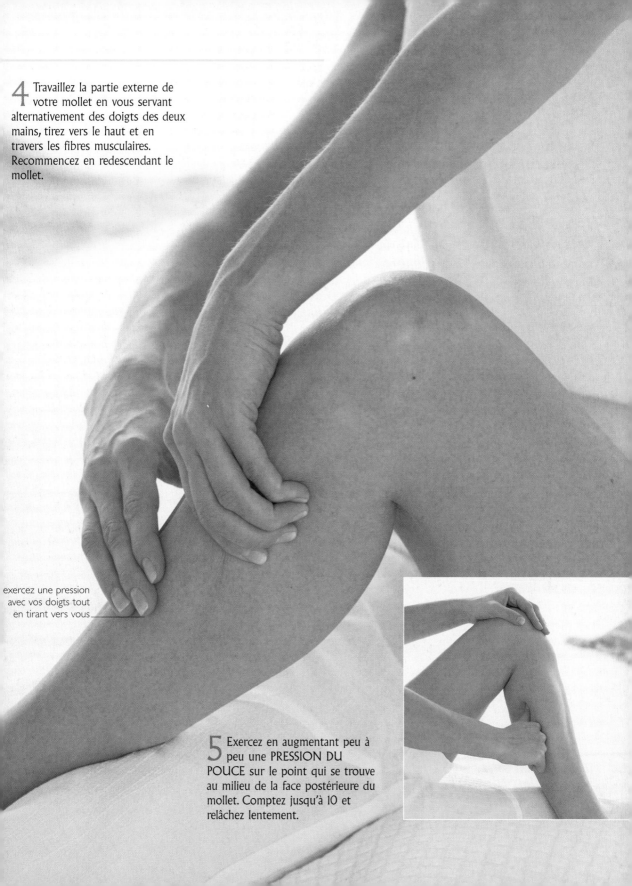

4 Travaillez la partie externe de votre mollet en vous servant alternativement des doigts des deux mains, tirez vers le haut et en travers les fibres musculaires. Recommencez en redescendant le mollet.

exercez une pression avec vos doigts tout en tirant vers vous

5 Exercez en augmentant peu à peu une PRESSION DU POUCE sur le point qui se trouve au milieu de la face postérieure du mollet. Comptez jusqu'à 10 et relâchez lentement.

SOULAGER LA FATIGUE DES MAINS

Chaque jour nous faisons tellement travailler nos mains qu'il est inévitable que certains, parmi ses 27 muscles, éprouvent quelques souffrances. Si vous tapez régulièrement sur un clavier sur de longues périodes, il est très important d'arrêter de temps en temps et d'accorder à vos mains une pause au cours de laquelle vous pouvez faire ces courts exercices. Si vous souffrez de crampes et de douleurs régulières dans les mains, je vous conseille de faire régulièrement l'exercice de pré-massage des mains de la page 15.

UN ENVELOPPEMENT DOUCEUR POUR LES MAINS

Dissoudre dans un bol 2 cuil. à s. de sels d'Epsom dans 3/4 de litre d'eau chaude et ajoutez 3 cuil. à c. d'hamamélis. Trempez une serviette dans la solution, essorez et enveloppez vos mains pendant 15 minutes. Cela accélère la circulation et est particulièrement calmant pour les douleurs des articulations.

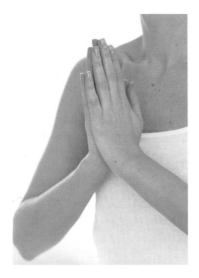

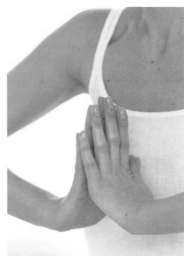

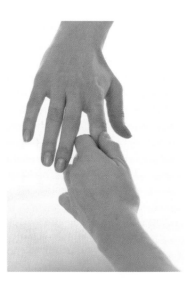

1 Tenez vos mains à hauteur de la poitrine face à vous, paumes l'une contre l'autre comme si vous priiez.

2 Relevez les coudes tout en abaissant les mains. Ressentez l'étirement dans vos poignets et vos doigts.

3 Effectuez une TORSION sur chacune de vos phalanges, une main après l'autre.

4 Croisez les doigts face contre terre. Coudés écartés, abaissez les mains et ressentez l'étirement de vos doigts. Abaissez vos coudes et relâchez l'étirement puis répétez au moins 3 fois.

5 Travaillez le bas de votre paume en exerçant la PRESSION DU POUCE en petits mouvements circulaires. Comme la zone est charnue, exercez une pression ferme. Reprenez sur l'autre main.

6 Détendez vos poignets et vos doigts en secouant les mains. Vous sentez les doigts mous.

RESPIRER LIBREMENT

Si vous souffrez de respiration courte ou d'une sensation de tension dans la poitrine à cause d'asthme, d'anxiété ou de stress, faites l'essai de ce massage détendant. Ces quelques mouvements favorisent la circulation du sang dans les muscles de la poitrine, ce qui augmente le rejet des toxines et permet l'ouverture de votre cage thoracique. En conséquence, vos respirations sont plus profondes et plus fréquentes. Le massage peut être fait sur les habits ou sur la peau. Huile ou lotion ne sont pas indispensables.

SOULAGER UNE CONGESTION

Faites l'essai chez vous de cette inhalation décongestionnante. Le sel est nécessaire pour retenir la fuite des huiles.
Versez 2 cuil. à c. de sel dans une petite fiole ou un sac hermétique et ajoutez une goutte des huiles suivantes : eucalyptus, menthe poivrée et romarin. Respirez profondément par chacune des narines pour aider à libérer la congestion due à un rhume ou à une sinusite.

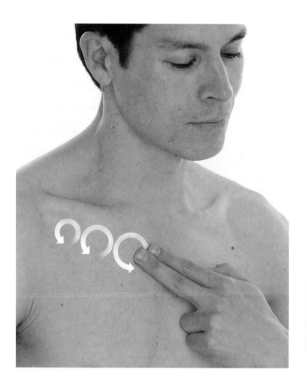

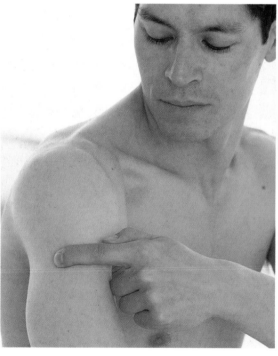

1 Avec deux doigts exercez la PRESSION DES DOIGTS sur la zone musculaire qui se trouve au-dessous de la clavicule. Partez du centre de la poitrine en vous dirigeant vers l'extérieur. Recommencez en travaillant le long de la clavicule au moins encore 2 fois. Reprenez de l'autre côté.

2 En augmentant peu à peu la PRESSION DU DOIGT, appuyez sur le point d'acupuncture situé sur la partie supérieure du bras (voir ci-dessus). Comptez jusqu'à 5 puis relâchez doucement. Refaites la même chose sur l'autre bras.

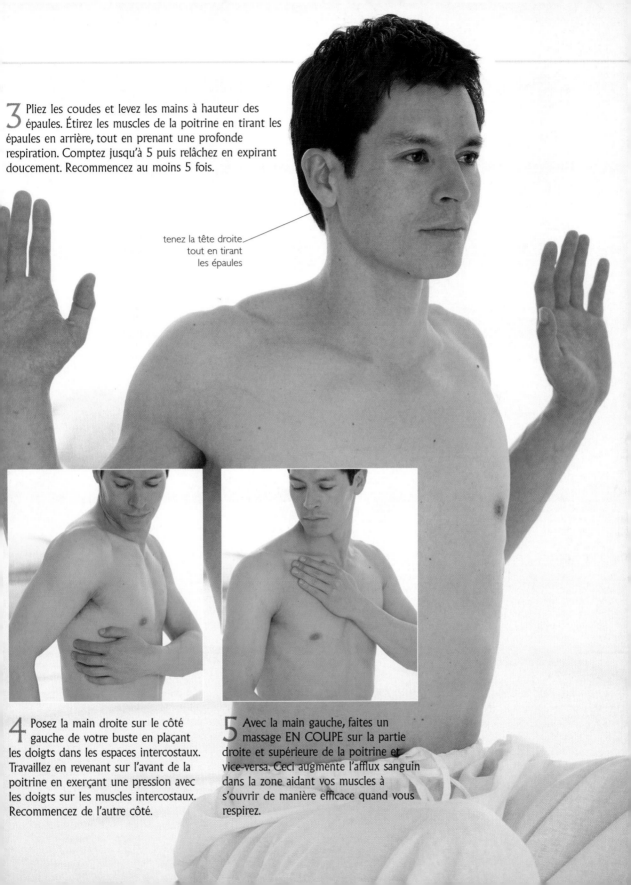

3 Pliez les coudes et levez les mains à hauteur des épaules. Étirez les muscles de la poitrine en tirant les épaules en arrière, tout en prenant une profonde respiration. Comptez jusqu'à 5 puis relâchez en expirant doucement. Recommencez au moins 5 fois.

tenez la tête droite
tout en tirant
les épaules

4 Posez la main droite sur le côté gauche de votre buste en plaçant les doigts dans les espaces intercostaux. Travaillez en revenant sur l'avant de la poitrine en exerçant une pression avec les doigts sur les muscles intercostaux. Recommencez de l'autre côté.

5 Avec la main gauche, faites un massage EN COUPE sur la partie droite et supérieure de la poitrine et vice-versa. Ceci augmente l'afflux sanguin dans la zone aidant vos muscles à s'ouvrir de manière efficace quand vous respirez.

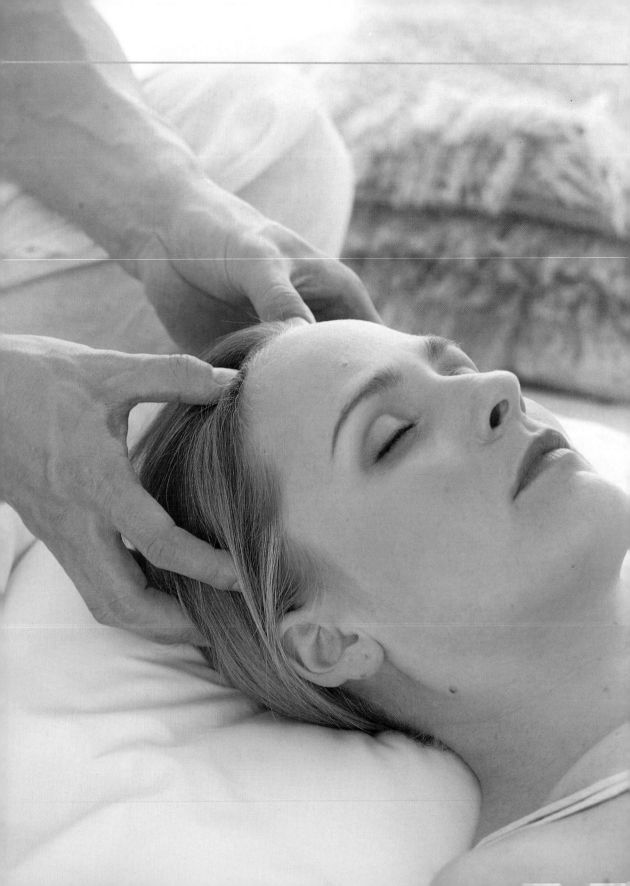

UN MASSEUR PROFESSIONNEL

Après vous être entraîné à pratiquer les massages et les exercices de ce livre, il sera parfois nécessaire pour perfectionner votre technique, de prendre quelques leçons ou de faire un stage avec un professionnel. Il est aussi recommandé de prendre conseil auprès d'un professionnel dans le cas où vous avez besoin d'un traitement pour une douleur musculaire ou un problème précis. Je souhaite que les informations suivantes vous permettent de trouver un bon masseur, et vous indiquent ce que vous pouvez attendre d'un stage.

TROUVER UN BON MASSEUR

Les recommandations d'amis sont la meilleure façon de trouver un bon masseur mais des écoles ou des associations de massage fournissent aussi des listes de masseurs. Comme le massage est de plus en plus reconnu pour le bénéfice de ses effets thérapeutiques, on peut trouver des masseurs professionnels en divers endroits : cliniques, hôpitaux, cabinets médicaux, cliniques de rééducation, salons d'hôtel, centres de thalasso, stations de vacances, croisières nautiques, clubs de santé, centres d'amincissement, maisons de retraite, lieux de travail et en pratique privée.

Avant de commencer un stage, demandez à rencontrer le thérapeute. Interrogez-le sur les différents types de soins qu'il propose, sur sa formation et ses qualifications. Il vaut mieux s'adresser à un masseur professionnel diplômé d'un institut ou d'une école reconnus officiellement. Pour avoir le droit d'exercer, ils doivent être reçus aux examens. Même si un thérapeute est diplômé, n'oubliez pas de lui demander ses références. Enfin, choisissez un thérapeute qui vous convient, en qui vous avez confiance et avec qui vous vous sentez bien. Si vous sentez que vous risquez de ne pas être à l'aise entre ses mains, il est fort improbable que vous parviendrez suffisamment à vous détendre pour apprécier et tirer profit du massage.

DIFFÉRENTES TYPES DE MASSAGE

Il existe de nombreux types de massage. Celui que je pratique a comme base le massage suédois, qui utilise une combinaison d'effleurements, de tapotements, de pétrissage et des pressions variées pour travailler les muscles. J'y introduis aussi des techniques de shiatsu — acupression qui suit le chemin du *chi* ou énergie, dans les méridiens qui parcourent le corps.

Ne craignez pas de demander ce que comporte un traitement et s'il correspond à vos besoins.

Sachez que chaque thérapeute, pour le même traitement, a sa propre manière. Il est probable qu'il vous faudra en essayer quelques-uns avant de trouver celui qui vous convient.

VOTRE PREMIER MASSAGE

Les séances varient en général de 30, 60,90 à 120 minutes. 60 minutes est une bonne moyenne pour un massage de tout le corps. 30 minutes suffisent pour traiter un problème spécifique.

En premier lieu, le thérapeute devrait vous interroger sur votre état de santé. Il en va de votre responsabilité de fournir les informations qui lui permettront de mieux vous connaître. Il ou elle doit s'enquérir de ce que vous attendez du traitement. Vous pouvez demander au thérapeute de se concentrer sur une région particulière, comme le bas du dos pour toute la durée du massage ou bien lui demander d'éviter des zones que vous ne voulez pas que l'on touche.

En fonction du traitement, vous pouvez avoir à vous déshabiller. Bien que la plupart des gens se déshabillent complètement pour le massage suédois, vous pouvez garder vos sous-vêtements (y compris votre soutien-gorge) si vous le désirez.

Certains centres, comme le mien, fournissent des sous-vêtements à jeter, car l'huile peut tacher les vêtements. Pendant le massage vous devez rester couvert sauf pour la partie qui est travaillée. Certains massages comme le shiatsu, les massages dans les bureaux, ou massages en 15 minutes peuvent être pratiqués à travers les vêtements.

TIRER LE MEILLEUR D'UNE SÉANCE

Le plus important est la détente. Respirez profondément et confiez-vous aux mains du masseur. Voici les points qui indiquent que le masseur est bon :
• un toucher qui inspire confiance,
• une synchronisation des mouvements respiratoires pendant le massage,
• une capacité à trouver les zones sensibles,
• un bon dosage de la quantité d'huile,
• une connaissance des techniques d'enveloppement,
• une capacité à trouver la pression juste dans les massages et mouvements,
• il prend assez de temps sur chaque partie du corps.

Si quelque chose ne vous plaît pas, musique, température, dosage des huiles ou quoi que ce soit, n'hésitez pas à en informer le praticien. Il (ou elle) sera heureux(se) de vous donner satisfaction.

UNE PRESSION JUSTE

On m'a parfois demandé s'il était ou non normal de ressentir de la douleur au cours d'un massage. En réalité, il faut distinguer entre la douleur qui fait du bien et celle qui fait du mal. Quand le praticien travaille sur des zones sensibles, sur des nœuds par exemple ou sur des douleurs du bas du dos, il doit commencer en douceur puis accentuer graduellement la force de sa main. Au début, vous pouvez ressentir un peu de gêne mais qui devrait diminuer après quelques minutes quand les muscles sont détendus. C'est ce que j'appelle : douleur qui fait du bien. Vous sentez que le praticien travaille avec les muscles et non contre les muscles. Un bon praticien doit être capable d'évaluer le moment où la douleur est trop forte et dérange. Une douleur qui vous fait grimacer, crier ou vous tendre ne risque pas de vous faire du bien. Si, au cours du massage, vous ressentez de la gêne, souhaitez une pression plus légère ou plus forte, signalez-le au praticien.

APRÈS LA SÉANCE

Quand le massage est terminé, prenez quelques minutes pour vous détendre avant de vous relever. Vous vous sentez probablement très détendu et revigoré. Il arrive que certaines personnes se sentent euphoriques après un massage. Parfois on se sent un peu étourdi ou l'esprit embrumé. C'est le résultat de l'augmentation du niveau d'oxygène dans le sang produit par une respiration plus profonde et une meilleure circulation. Le besoin d'uriner après un massage est normal, l'élimination des toxines ayant été accélérée. Vous pouvez boire un verre d'eau qui vous aidera à vous réhydrater.

Dans certains cas, il faudra attendre plusieurs jours pour ressentir l'effet du massage : une meilleure détente et moins de stress.

INDEX

REMERCIEMENTS

REMERCIEMENTS DE L'AUTEUR

Je tiens à remercier chaleureusement tous ceux qui ont participé à la réalisation de ce livre et particulièrement, Nasim Mawji la rédactrice en chef. Miranda Harvey et Ruth Jenkinson, la photographe. Kerry Lee, son assistante, Stephen McIlmoyle, l'artiste en maquillage, Juliet Lee, la styliste ainsi que tous les mannequins.

À toute l'équipe de Dorling Kindersley merci aussi, et particulièrement à Mary-Clare Jerram et Jenny Lane. Je tiens à remercier également Mitch Douglas, Sandra Ramani, Dominick Guarnaccia, Paul Selig, les Davidsons, Semels et Bobby Driggers.

REMERCIEMENTS DE L'ÉDITEUR

Dorling Kindersley tient à remercier la photographe Ruth Jenkinson et son assistante Kerry Kee, Stephen McIlmoyle pour ses maquillages et coiffures, la sytliste Juliet Lee, les mannequins : Abigail Toyne, Belle McLaren, Brigitte Suligoj, Gunilla Johansson, Anton Dean, Ashley Khoo, Sam Whyman et Rosie Williams. Merci à Shannon Beatty et à Barbara Berger pour son soutien dans la rédaction, et à Sue Bosanko, pour l'index. Remerciements à la White Company et au Cargo Homeshop pour l'aimable prêt d'échantillons et de modèles.

AU SUJET DE L'AUTEUR

Souvent cité comme le « masseur des stars », et désigné comme le « meilleur de la cité » par le *Vogue* américain, Larry Costa est un des masseurs les plus recherchés de New York. Il a été consultant pour des projets de création de centres de soins, et possède son propre centre *Life is Beautiful* dans le prestigieux quartier de Soho. Fort d'une expérience de chiropraticien en massages médicaux et massages pour les sportifs, Larry a aussi passé deux ans au sein de l'équipe médicale des Dauphins de Miami. On l'a vu souvent à la télévision, entre autres, dans *The Today Show*, *Live*, avec Regis et Kathie Lee, et dans *The View*. Des articles sur Larry ont paru dans *The New York Times*, dans les magazines *New York*, *Cosmopolitan*, *Glamour*, *Allure* et *Time Out New York*. Il vit à New York où il dirige son plus récent centre de soins, *The Parlor*.

Déjà parus dans la même collection :

Feng Shui, Harmoniser votre espace intérieur et extérieur,
ZAIHONG SHEN

Mandala, voyage vers le centre,
BAILEY CUNNINGHAM

Méditation, une voie qui mène au soi le plus profond,
MICHAEL LEVIN

Pratique taoïste pour une sexualité épanouie,
ZAIHONG SHEN

Réflexologie pour les pieds et les mains,
BARBARA et KEVIN KUNZ